女生如何

# 快速提高免疫力

罗云涛 主编



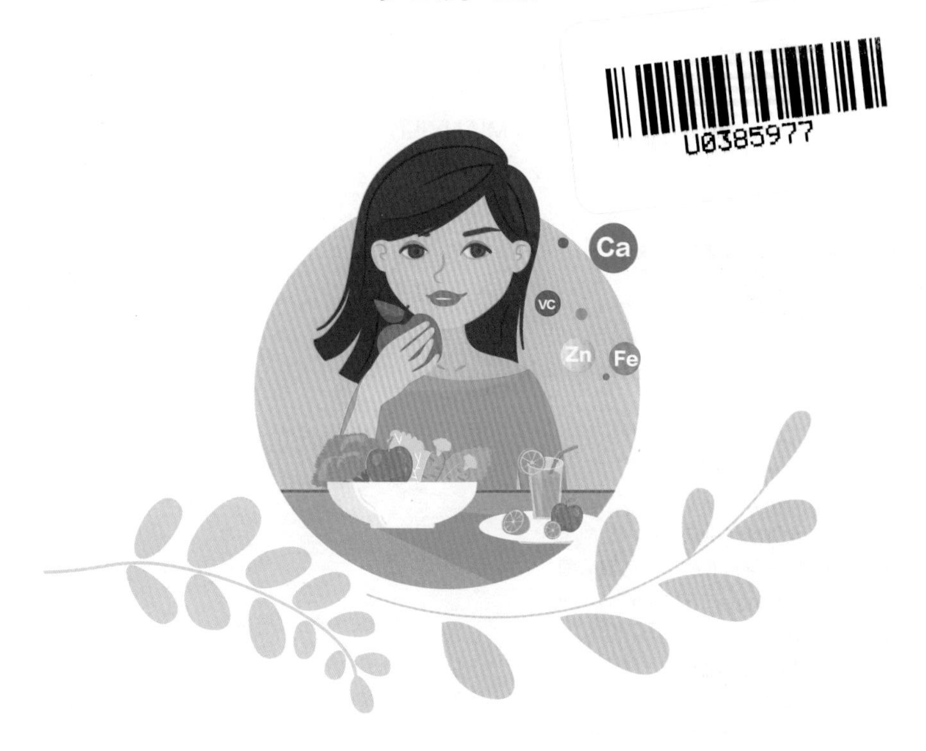


黑龙江科学技术出版社
HEILONGJIANG SCIENCE AND TECHNOLOGY PRESS

**图书在版编目（CIP）数据**

女生如何快速提高免疫力 / 罗云涛主编 . -- 哈尔滨：黑龙江科学技术出版社，2023.5

ISBN 978-7-5719-1823-1

Ⅰ . ①女… Ⅱ . ①罗… Ⅲ . ①女性 – 免疫学 – 基本知识 Ⅳ . ① R392

中国国家版本馆 CIP 数据核字 (2023) 第 062346 号

# 女生如何快速提高免疫力

NÜSHENG RUHE KUAISU TIGAO MIANYILI

主　　编　罗云涛

美术设计 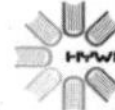 深圳·弘艺文化 HONGYI CULTURE

责任编辑　孙　雯

出　　版　黑龙江科学技术出版社

地　　址　哈尔滨市南岗区公安街 70-2 号

邮　　编　150007

电　　话　（0451）53642106

传　　真　（0451）53642143

网　　址　www.lkcbs.cn

发　　行　全国新华书店

印　　刷　哈尔滨市石桥印务有限公司

开　　本　710 mm × 1000 mm　1 / 16

印　　张　14.75

字　　数　20 万字

版　　次　2023 年 5 月第 1 版

印　　次　2023 年 5 月第 1 次印刷

书　　号　ISBN 978-7-5719-1823-1

定　　价　45.00 元

# 前言

内分泌之于女性，就好比土壤之于花朵、水之于鱼，女性的容颜、气色能否保持光泽与水润，月经是否正常等，都与内分泌是否正常有着重要关系。如果内分泌紊乱了，女性的生活、工作质量就会大打折扣。及时发现内分泌失调的信号，从生活习惯、心情、饮食和运动等方面及时入手调养，防患于未然，通过全面调理内分泌，进而滋养免疫力，让女性永远保持美丽与健康。

气血是女性养颜美容的根本。女性若气不足，血液也会无法被顺利地送达皮肤、脏腑，气血不畅就会使皮肤变得粗糙、松弛，出现色斑、眼袋、水肿、痤疮，月经不调、失眠、脱发、白发、妇科病缠身……因此，女性只有有了好气血，才有健康的底色，才能每天都有好气色，有颜又有气质，年轻与美丽自然永驻。

女人如花，但就算是再美艳的花，伴随着岁月的流逝，也会迎来落败和衰老的一天。重视疾病早期症状的信号，知道身体哪个环节出现了问题，通过内外调养自己的身体，快速提高免疫力，才能延缓衰老，拥有保持美丽的健康土壤!

月经失调、痛经、白带异常、阴道炎、宫颈炎、子宫肌瘤、卵巢囊肿……你有没有被一些妇科隐疾所困扰和折磨？这些给女性带来痛苦与隐忧的妇科问题，对很多女性来说不仅是难言之隐，更是苦不堪言。但是你知道吗？其实这些疾病可以自查、自控、自治，通过自我诊断与慢慢调养，不仅可以预防，还可以将可怕的病变扼杀在摇篮里。

如果你四肢畏寒、面色萎黄、头发油腻、口臭、食欲不振……这些可能都是体内湿邪惹的祸！“千寒易除，一湿难去”，如果体内有湿邪存在，更是容易“百病生”，一旦身体招惹上湿气，各种病邪就会像口香糖一样黏上你，绵绵不断，难以根治。所以，及早发现、及早防控，从穴位、运动、食疗等方面着手，防湿、祛湿。

我们讲了很多女性面临的健康和养生问题，其实都与免疫力息息相关。人体的免疫力低下，就仿佛培护美丽与健康的土壤变差了，抗病能力就会变弱，各种问题就会乘虚而入。

女性的30岁是个坎，过了30岁，即使再健康的女人，身体的状态也会开始走下坡路：肾气开始衰竭，皮肤开始变差，身材开始走形，卵巢功能衰退，湿气积滞，气血虚亏，各种妇科烦恼更是不胜其扰……所以，女性30岁之后，一定要做好一件事——提高免疫力，即使步入更年期，依旧可以让你气色红润、光彩照人！

那么，女性该如何快速提高自己的免疫力呢？

治病不如防病，防病先学养生。在这本书里，既有安全有效的穴位按摩与艾灸、不藏私的食疗秘方，又有各类调养茶饮汤膳、运动生活习惯小妙招，你将会学到关于女性全方位养生的重要知识，快速提高免疫力，远离小病小痛，延缓衰老，调养出好气色，能够更好地享受生活带来的无限美好！

在这里需要提醒大家注意，按摩、刮痧、艾灸等方法要遵循医嘱，在专业医师指导下进行。文中涉及的运动训练强度及次数仅为参考，实际训练计划需要根据患者具体伤病及体能情况，由专业人员评定后再制定。

# 目录

## 01 免疫力是女生的“隐形防护衣”

## 02 平衡内分泌，滋养免疫力

## 03 补气养血，女人永远年轻的法宝

# 增强免疫力

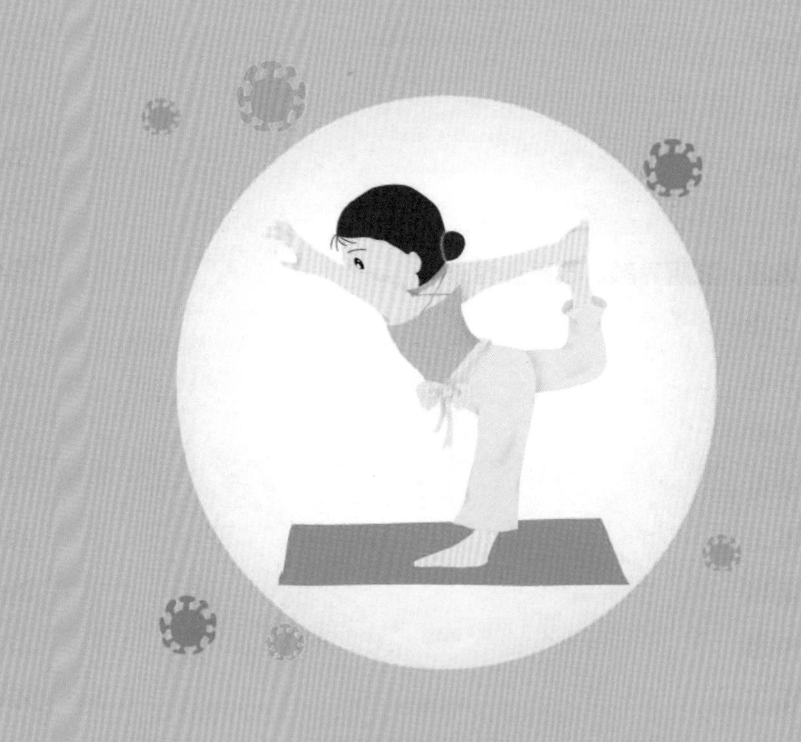

01

# 免疫力是女生的“隐形防护衣”

随着年龄的增长，保养与健康、养颜美容成了女性越来越关心的话题。当女生芳龄跨过三字头，身体也会进入多事之秋，各种病痛都会找上门来。免疫力就是女生的“隐形防护衣”，免疫力强，抗病能力就强。了解免疫力，了解自己的身体，迫在眉睫！

# 什么是**免疫力**

免疫力又被称为抵抗力，是指机体识别和排除抗原性异物、免除传染性疾病、抵抗细菌病毒入侵的能力，是机体的一种自我保护性功能。免疫系统存在于人体的多个器官中，共同起到防御和战胜疾病的作用。

免疫力可分为特异性免疫和非特异性免疫两种。

非特异性免疫又称先天免疫或固有免疫，是人一生下来就具有的、正常的生理防御功能，可以对各种不同的病原微生物和异物的入侵做出相应的免疫应答。

特异性免疫又称获得性免疫或适应性免疫，是我们在后天生长发育和生活过程中逐渐获得的，人体经后天细菌病毒感染或疫苗等人工预防接种而使机体获得的抵抗感染能力。一般而言，这种免疫只针对一种病原体。

非特异性免疫和特异性免疫都是我们人类在漫长进化过程中获得的免疫能力。非特异性免疫能对各种入侵的病原微生物快速反应，同时在特异性免疫的启动和起效过程中也起着十分重要的作用。

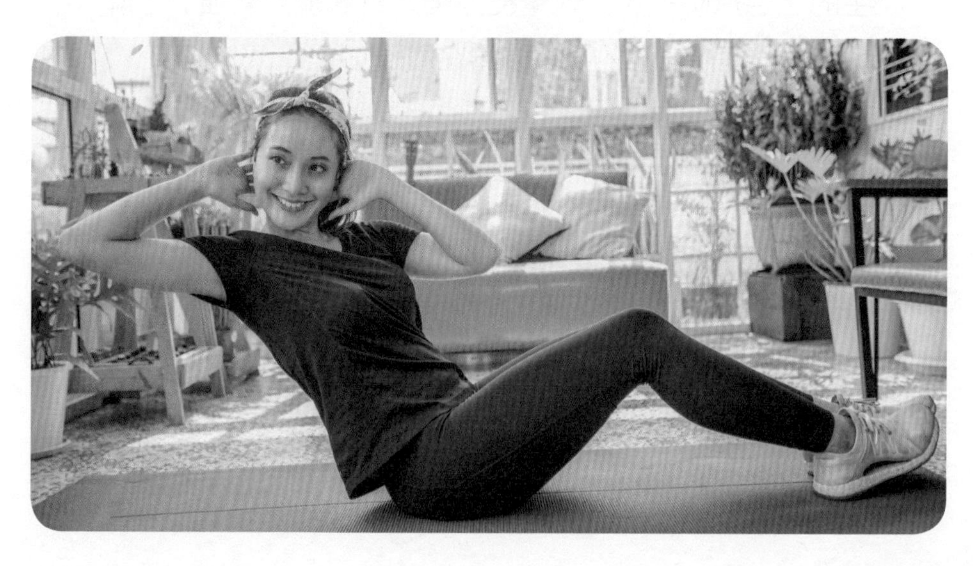

# 免疫力的**三大作用**

人体的免疫功能是在淋巴细胞、单核细胞和其他有关细胞及其产物的相互作用下完成的，主要有免疫监视、免疫应答和免疫记忆三方面功能。

## 免疫监视

免疫监视相当于免疫系统的“侦查系统”，最重要的能力是识别和区分。

人体通过巨噬细胞、中性粒细胞、自然杀伤细胞以及先天性免疫细胞，识别和清除细菌、病毒、真菌等病原体，防止发生肿瘤。如果免疫监视功能低下，患恶性肿瘤的风险会大大增加。

## 免疫应答

免疫应答主要是由获得性免疫特异性实现的。这个阶段主要是由淋巴细胞参与，包含了抗原识别、细胞活化和免疫杀伤三个环节。机体通过免疫应答，可以对入侵的病原体进行广泛的清除，以及获得免疫之后实施精确打击。

## 免疫记忆

免疫记忆就是在人体先天免疫或获得性免疫过程中，一旦与某种异物携带的抗原发生反应后，如果再一次接触同样的抗原刺激，就可以快速启动二次免疫，发挥更强的免疫应答，从而使病原体被彻底清除，或处于暂时的压制状态。

总而言之，免疫力是机体免疫系统进行自我保护的一种能力，是身体健康的一道防线，也是机体抵御细菌、病毒入侵最好的保护伞。免疫力过低或过高都会对机体造成危害。

免疫力强的人往往不容易生病，身体更健康，精力更充沛，即使生病了也可以很快康复。但是如果免疫力超常，也会产生对身体有害的结果，比如对身体外部的物质反应过度而造成过敏，严重的可能导致对身体内部组织细胞产生反应，从而患上自身免疫系统疾病。

免疫力低下的人，感染细菌、病毒的风险更大，更容易生病，恢复也较慢，身体里恶变的细胞识别能力也会下降，导致肿瘤发生的风险可能增加。

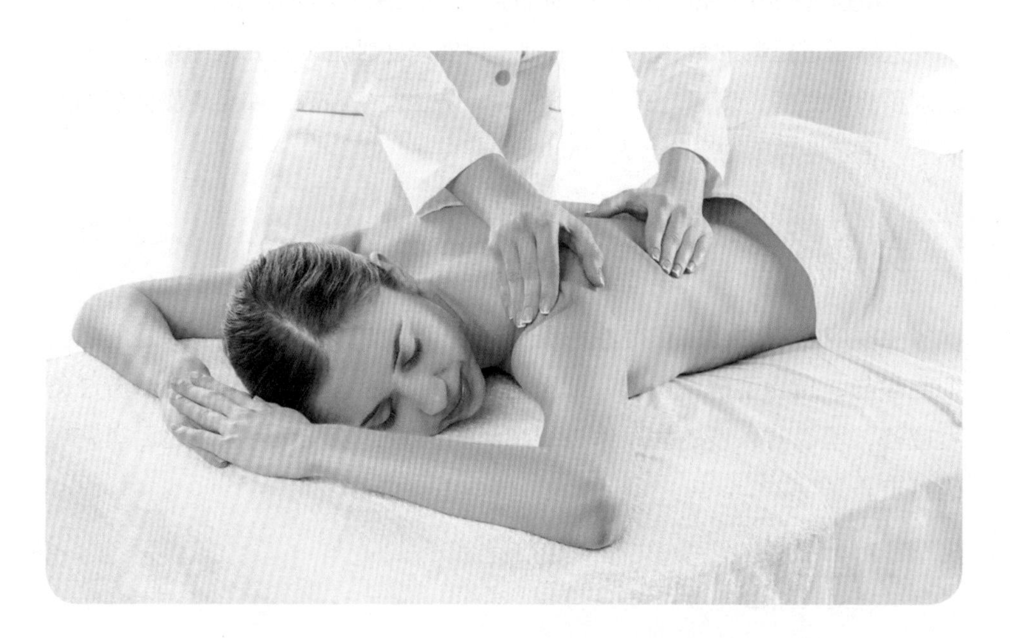

# 影响女生免疫力的因素

## 营养缺乏

人体营养缺乏或营养过剩都会导致免疫功能下降，暴饮暴食、挑食、节食等都会阻碍人体中免疫物质的合成，高脂肪、高蛋白、高糖饮食也会使人体免疫系统的负担加重，降低人体的免疫功能。

身体中有多种元素均和免疫力有关。蛋白质可以增强人体的免疫功能，摄入过少或过多均会导致免疫力下降。蛋白质主要分为植物蛋白和动物蛋白，动物性蛋白容易被人体消化和吸收。如果想要增强身体免疫力，应当每天适当补充蛋白质。

铁是血红蛋白、细胞色素酶及氧化酶体系的重要组成成分，参与机体免疫功能的调节。缺铁时会导致贫血，从而降低人体抵抗感染的能力。

锌可维持胸腺和外周淋巴细胞的正常功能，缺锌会导致胸腺及外周淋巴结萎缩，使淋巴细胞功能减弱，免疫细胞发育受到阻碍，从而降低人体免疫功能和白细胞杀菌作用。对于免疫力比较弱的女生，应适当多吃一些海产品、动物的内脏和红色肉类。

硒存在所有的免疫细胞中，能增强体内细胞和自然杀伤细胞的活性，是免疫功能的增强剂，还具有一定的抗氧化功效。缺硒会降低人的免疫力，可以适当多吃动物肝脏、肾脏以及海产品。

## 精神压力、长期焦虑

现代社会中，女性往往承担着工作和家庭的双重压力。如果生活中经常感到精神压力巨大、身体过于疲惫，会导致免疫功能受到影响，使免疫力低下，容易患病。

长期焦虑等负面情绪还会引起女性一系列身体上的变化，如免疫力监视作用减弱、内分泌失调，癌症发生概率成倍增长，尤其在乳腺方面。

如果女性患有高血压、糖尿病、妇科病等基础疾病，长期精神过度忧虑，会造成身体各项机能紊乱，进而引起免疫力下降，容易出现疲乏无力、头晕等症状。

## 睡眠障碍或不足

睡眠的主要功能之一就是增强机体免疫力。睡眠机体免疫因子多在睡觉时形成，如果女性长时间熬夜或出现睡眠障碍，会导致免疫力降低，从而出现疲劳乏力、精神不济、情绪不佳，感冒、过敏等疾病也会不期而至。

此外，睡眠不足还会严重影响免疫系统T细胞功能，妨碍B细胞产生抗体，不仅导致免疫功能下降，而且会增加病菌感染风险。

据《2022中国国民健康睡眠白皮书》显示，我国有睡眠问题的女性占到72.7%，睡眠不好的女性健康受影响的概率更普遍高于男性，容易出现内分泌紊乱、情绪不佳、面容憔悴等表现。在36~45岁这个年龄段，睡不好的女性中72%还会出现内分泌紊乱，更容易提前进入更年期。

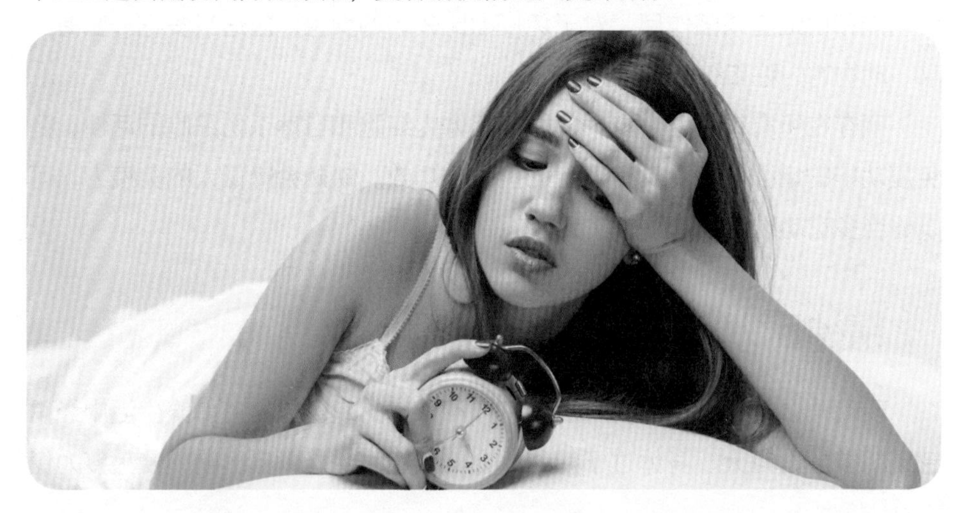

## 饮食不规律，长期或经常性节食

爱美是人之常情，但社会上流行的节食减肥等瘦身方法并不可取。长期限制或控制饮食，会营养摄入不足，导致身体免疫细胞受损、免疫力下降，容易出现皮肤感染或感冒等疾病。

此外，饮食不规律或不健康也会导致女性免疫力低下，如伤害免疫系统、削弱抗菌反应的高盐饮食；或平时吃过多甜食，血液中含糖多，会降低白细胞吞噬消灭细菌、病毒的功能，影响身体免疫系统。

饮食紊乱、营养不均衡会产生不良情绪，损伤免疫系统，形成恶性循环，更容易患上1型糖尿病、克罗恩病（一种常见的肠道疾病）等。

## 过度运动或运动不足

过度运动或运动不足都会导致女性身体的免疫力降低。

如果女性经常进行强度过高与过于频繁的剧烈运动，不仅不能达到强健身体和瘦身的目的，反而会促使免疫力下降。因为不科学的过度运动会伤害自身免疫系统，反而容易生病，适度的运动和锻炼才能提高免疫力来对抗病毒或细菌。

长期过度运动会使身体酸痛，还会因为身体疲劳而抑制脑下垂体的分泌，使雄激素及雌激素的前驱材料去氢皮质酮的浓度下降，造成体力恢复较慢，并影响人体内氨基酸的吸收，以及核酸和蛋白质的合成，进而导致肌肉、骨骼和红细胞的生长受阻，使女性早衰。

反之，如果女性长期缺乏运动，也会造成机体免疫力下降，增加患病风险，比如久坐不动的人患肠癌的风险会增加约44%。

## 年龄增长

人的免疫系统是会随着年龄的增长而衰退的，也就是免疫衰老。

人体淋巴细胞中的抗原递呈细胞在机体被病原体感染时，会通过重要辅助信号受体——CD28分子向CD4传递预警信号，然后由CD4前往执行“轰炸”任务。随着我们年龄的增长，人体免疫细胞CD28会变得越来越少，从而导致身体预警信号的传递能力变弱，淋巴细胞不能及时识别和清除外界病原微生物，机体对病原体的抵抗能力自然下降。

进入老年期以后，机体的免疫系统逐渐衰老，免疫功能慢慢降低或丧失，接种疫苗的效果也变差，因感染细菌和病毒而患病的风险大大增加，特别是患有糖尿病、慢性支气管炎等慢性疾病的老年人，容易被病原体侵犯，降低免疫力。

## 精神萎靡，疲乏无力

如果女性平时睡眠充足，生活或工作并不很劳累，却常常感觉身体好像被掏空，稍微活动一下就浑身倦怠无力，老觉得没睡够，精神萎靡，去医院检查却又检查不出什么疾病，这就说明你的身体免疫力下降了。

## 反复感冒，容易生病

免疫力低下的女性对于细菌、病毒等外界病原体的抵抗能力会降低，更容易发生感染。隔三差五就会感冒、发热、打喷嚏、流鼻涕等，好了之后，只要气候或所处环境有变化，又会反反复复地感冒生病，有些人更是断断续续地不能痊愈。

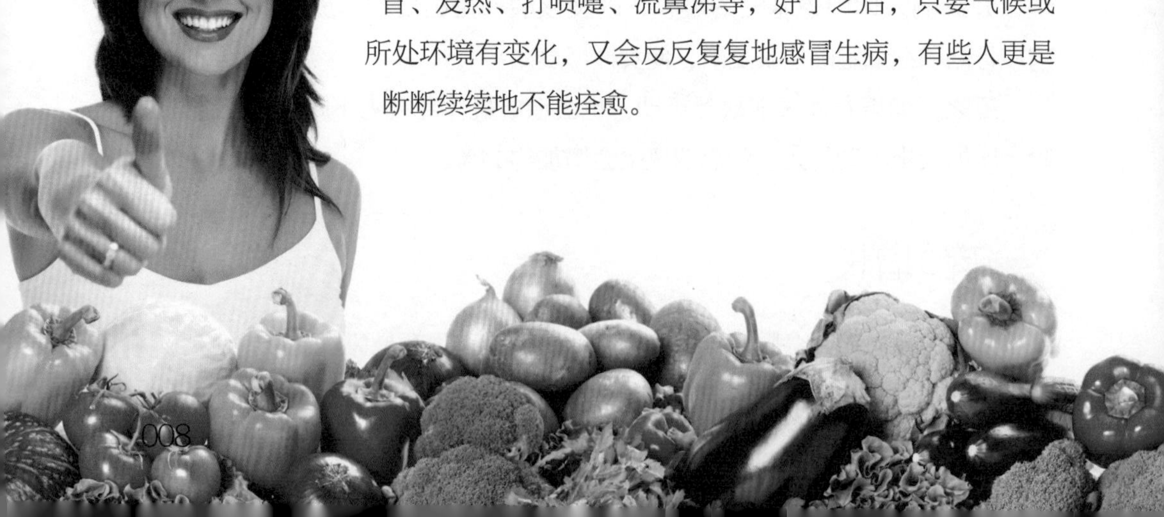

## 脾胃不佳，食欲减退

免疫因子、免疫细胞的合成都需要蛋白质的参与，如果长期食欲低下，摄入蛋白质等营养不足，就会影响免疫因子和免疫细胞的合成，使免疫力慢慢降低。

而免疫力降低会削弱女性胃肠道功能，从而出现便秘、食欲不振、消化不良、腹泻等胃肠道不适的症状。

比如，大家一起出去聚餐，遇到不太卫生或油腻辛辣的饭菜，有人吃完没事，有人却上吐下泻，这就是免疫力低、肠胃黏膜脆弱的原因。长此以往，就会形成一个恶性循环，身体会越来越差。所以如果女性一直食欲不振，应提高警惕。

## 伤口恢复慢，易发炎

身体都有自愈能力。比如我们不小心划伤皮肤后，体内免疫系统会迅速反应，促进凝血，聚集白细胞来对抗人体外的病菌，避免出现炎症。

但是免疫力比较差的人，可能伤口愈合得会比较慢，小的伤口两三天还没有结痂，并且还会出现发炎、溃烂等症状。

## 容易过敏

如果以前自身并不是过敏体质，但生过大病或孕产后，常常出现打喷嚏、流鼻涕，甚至皮肤经常出现湿疹、荨麻疹、发痒发红等症状，那就表明身体的免疫力严重下降了，出现了过敏反应。

## 虚汗多

一年四季，不管暑热还是寒冷天气都容易出虚汗的女性，一般免疫力也比较差。此类人睡觉时也经常出很多虚汗，总是睡不踏实，这就是免疫力下降的信号。

## 气血不足，容颜衰老

中年女性，如果一段时间内或长期出现眼睛有血丝、眼袋大、呼吸短促，面色萎黄、没光泽，皮肤皱纹明显，记忆力差、体力差，这就是气血不足的表现，也说明人体免疫力严重下降。同年龄阶段的两个人，免疫力低的那个明显更容易变老，容颜更显憔悴。

## 内分泌失调，妇科病缠身

内分泌系统是人体生理机能的调控者，对于女性而言尤其重要。一旦免疫力明显下降，女性就可能会出现月经不调、情绪不稳定，从而引起糖尿病、甲亢、过胖、过瘦等症状。

当人体免疫力低下、内分泌激素发生变化时，女性很容易感染病菌，阴道炎、盆腔炎、乳腺炎等妇科疾病就会找上门来。

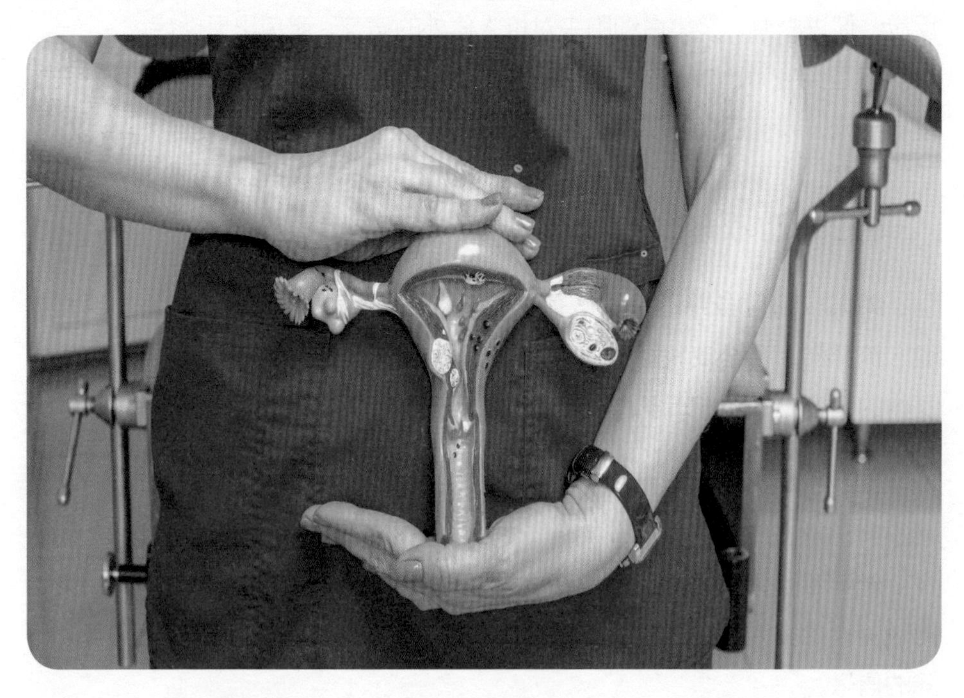

## 卵巢功能早衰，更年期提前

卵巢是女性的性腺，承担着女性排卵的重要工作。卵巢功能正常，就能维持体内正常的雌激素水平，保持乳房、阴道、子宫等的正常状态，使女性具备生育能力。

从青春期开始，女性卵巢定期排出卵子，并产生性激素，促使月经来潮，并具备生育能力。35岁以后，女性的卵巢功能则开始下降，月经量逐渐减少，生育能力也相应下降。一般在50岁左右，女性开始进入绝经的阶段。

若女性在40岁之前就出现月经量变少、月经周期突然不规律或闭经，就需警惕卵巢功能早衰。女性出现潮热、失眠、脾气不好、性欲下降等症状，会提前进入更年期，失去生育能力。

如果女性长期熬夜、睡眠不足、失眠焦虑、嗜烟嗜酒，就更容易使身体的免疫力下降，从而导致经期不调、卵巢功能早衰等。

# 增强免疫力

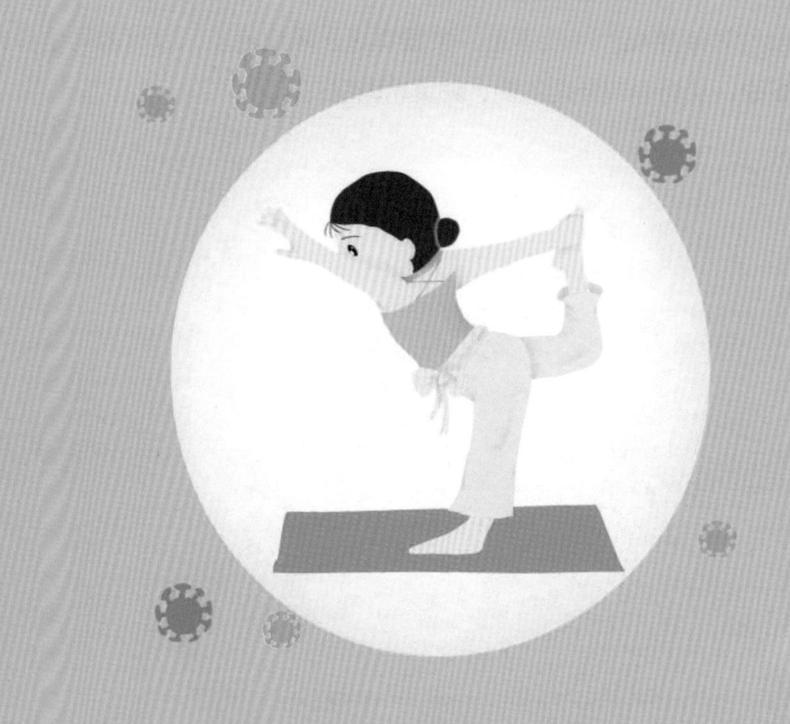

02

# 平衡内分泌，滋养免疫力

内分泌平衡是女性健康、美丽的关键，或许你并不知道，女性皮肤差、身材走样、月经不调等，都是内分泌失调惹的祸。调理内分泌要“防患于未然”，滋养我们的免疫力，才能让健康、美丽、幸福永相随！

# 了解内分泌，**让你拥有好气色**

## 内分泌系统是生理机能的调控者

**内分泌系统**

男女的内分泌系统结构基本相同，均由全身的内分泌腺和分解存在于某些组织器官中的内分泌细胞共同构成。

内分泌系统通过信息传递与神经系统、免疫系统等紧密联系、相互配合，共同调控生理机能，维持机体内环境相对稳定，并调节生长发育等。

因此，内分泌系统可以说是我们生理机能的调控者。

**内分泌腺体**

进行内分泌的腺体称为内分泌腺体，是人体内一些没有分泌管的腺体。

内分泌腺体主要包括垂体、甲状腺、甲状旁腺、胰岛、肾上腺和性腺等。

许多内分泌腺分散在人体各处。有些内分泌腺可以单独组成一个器官，如脑垂体、甲状腺、胸腺、松果体和肾上腺等；还有一些内分泌腺则存在于其他器官内，如胰腺内的胰岛、卵巢内的黄体和睾丸内的间质细胞等。

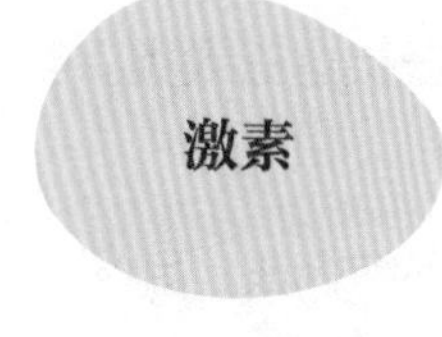


人体内分泌腺的内分泌物被称为激素，也就是我们常说的“荷尔蒙”。

激素以血液、淋巴液等体液为媒介，是一种在细胞之间传递调节信息的高效能生物活性物质，对整个机体的生长、发育、代谢、生殖、适应环境、应激反应等各个功能都起着调节作用。

而每一个内分泌细胞都可以看作是制造激素的“小作坊”，大量内分泌细胞制造的激素集中起来，便成为身体调控不可小觑的力量。

身体内激素的分泌量有其自身的规律，分泌过多或过少都对身体不利，随之产生内分泌失调的疾病。

内分泌系统分泌的激素有着不同的作用，比如：

- 性激素：掌控着女性卵巢的发育与功能。
- 雌激素与黄体酮：调节女性月经，维持生育能力。
- 生长激素：保持女性身体的生长发育。
- 甲状腺激素：维系身体功能的活跃。
- 副甲状腺激素：维持血钙浓度 。
- 胰岛素：维持血糖浓度。

## 为什么会内分泌失调

内分泌失调，也可称为内分泌紊乱，是指人体内分泌系统功能出现异常。但它并不是特指一种疾病，而是指各种内分泌疾病所引起的激素作用异常，进而产生的一系列症状。

一般情况下，我们人体的内分泌腺所分泌的各种激素有其自身规律，并保持平衡的状态。一旦内分泌系统失去平衡，那么机体的新陈代谢功能就会紊乱，从而导致内分泌失调，各种内分泌疾病症状就会相应产生。

内分泌失调的基本原因包括激素过多、激素过少和激素抵抗这三大类。

激素产生过多，多因内分泌腺肿瘤、伴瘤内分泌综合征、自身抗体产生、基因异常、外源性激素摄入过量等原因导致。

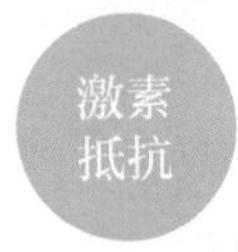


激素产生过少，则因内分泌腺破坏、内分泌腺激素合成缺陷、内分泌腺以外的疾病等导致。

激素抵抗

激素抵抗即靶组织抵抗，激素产生虽正常，但激素所在器官却因各种原因不能正常发挥作用。

男女两性均会发生内分泌失调，但以女性的症状更为明显，患病高峰年龄集中在中青年，且有年轻化趋势，所以维持内分泌健康是女性必不可少的保健功课。

## 内分泌对于不同年龄段女性的重要性

内分泌对于女性的重要作用，就好比土壤之于花朵、水之于鱼，女性的容颜、气色能否保持光泽与水润，月经是否正常等，都与内分泌是否正常有着重要关系。

雌激素、黄体酮是女性身体里不可或缺的两种激素。其中，雌激素堪称是女性的“美丽荷尔蒙”，是促进新陈代谢，维持肌肤和毛发弹性、光泽，促进乳房发育，凸显女性玲珑身材的重要激素。但雌激素虽好，却不能过多或过少，不可破坏平衡。过多会增加女性罹患乳腺癌、子宫癌等癌症的风险，过少则会导致睡眠质量下降、月经失调、阴道干涩等症状。一般而言，随着女性年龄的增大，雌激素分泌会逐步减少。

黄体酮又被称为“母性荷尔蒙”，能使子宫内壁变得松软，增加内膜厚度，调节月经周期，促进怀孕与胚胎形成。黄体酮还是最重要的助孕素。未怀孕的女性，黄体酮只在每次月经周期的后半段才由卵巢黄体大量分泌，同时脑、肝、肾上腺也会分泌一些。而女性怀孕时，胎盘则会大量分泌黄体酮。当女性体内黄体酮过多时，会造成便秘或皮脂分泌过多等症状。 黄体酮不足则表现为月经周期缩短，经前淋漓出血或经期时间过长，持续不断分泌褐色分泌物，甚至不孕或习惯性流产等。

## 青春期，内分泌活跃期

女生进入青春期后，卵巢就开始分泌雌激素，促进阴道、子宫、输卵管和卵巢本身的发育，同时子宫内膜增生，开始产生月经。女孩的第一次月经称为月经初潮，大多数女孩的初潮年龄在12~14岁。

女孩在月经初潮来临前，身体已经开始出现乳房发育、身高突然增长、长出了阴毛或腋毛等一些女性发育变化。一般情况下，女孩的初潮是不排卵的月经，初潮后数月至1年才排卵。

女孩月经初潮后，身高增长会放缓，但并不会停止生长，基本会长到16岁左右，有的人身高发育时间会更长。女孩的身高发育更多与遗传因素密切相关，尤其与母亲的身高，此外也与后天运动、营养状况有关系，所以父母不用对女孩的月经初潮有过度的担心。

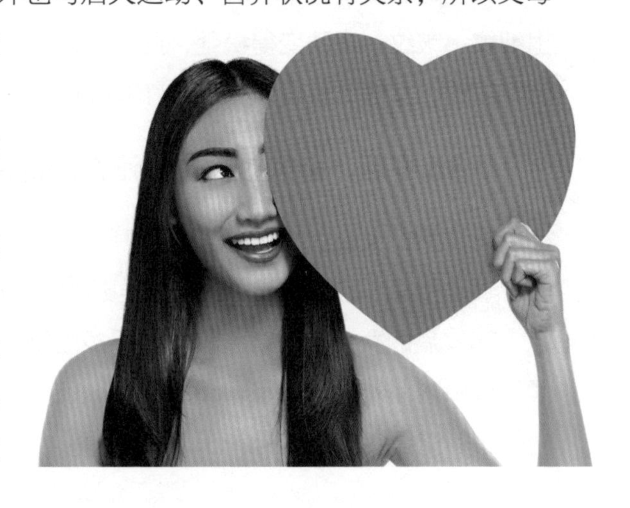

青春期的女孩内分泌系统开始活跃，但尚未发育成熟，容易出现各种内分泌失调性疾病，如性早熟、月经不调、多囊卵巢综合征、排卵障碍性异常子宫出血、闭经等。有很多人会使用短效避孕药、孕激

素止血或调理月经，初期有一定效果，但容易反复，后续需要孕激素调经数月，因此一定要慎用短效避孕药来调理月经周期。

## 25岁后，需警惕内分泌失调

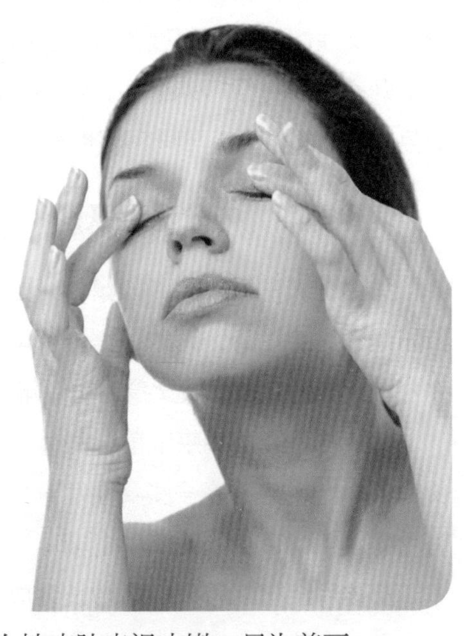

雌激素是女性保持水嫩皮肤、塑造玲珑身段的得力助手，一旦体内雌激素的分泌不足，就会出现皮肤暗淡、长斑、长痤疮、松弛、粗糙、干燥、缺乏紧实感，以及嘴唇边、腿上、乳房周围等部位体毛增多，阴道干涩、性欲减退，甚至性冷淡，疲乏无力、失眠焦虑，精神不佳，体型肥胖等症状。

通常来说，女性在21~22岁时，内分泌系统处于巅峰状态，是一生中雌激素分泌最旺盛的时刻，身体的各项机能达到最高水平。这个年龄的女性皮肤光滑水嫩，最为美丽。

女性的雌激素分泌从25岁开始变少，脸上的胶原蛋白渐渐流失，逐渐长出细纹、皱纹，皮肤变得松弛，此后以每10年约下降15%的速度逐年减少，到60岁时，女性雌激素分泌量只有年轻时的1/5左右。

## 35岁后，必须重视内分泌系统的保养

35岁后的女性，身体各项机能开始走下坡路，明显感觉大不如前，也面临着事业和家庭的双重压力，这时候更应该重视和保养内分泌系统。

35岁后的女性皮肤会慢慢出现更多的皱纹，卵巢功能也会达到顶峰。为了保持由内而外的年轻态，再不能和以前一样熬夜，尽量避免抽烟喝酒，没有规律的作息会严重影响内分泌。

有吸烟、喝酒习惯的女性，卵巢更容易提前衰老，加速皮肤衰老，还会危害身体健康，导致自身的免疫力下降。同时，酒精还会损害女性的内分泌系统，出现内分泌失调，雌激素水平也会发生变化。

早睡早起的规律生活对于女性皮肤保养有着很大的影响。我们在年轻时熬夜会很快恢复状态，但35岁后如果再熬夜，会发现很长时间都恢复不过来。熬夜会使皮肤暗黄，影响雌激素的分泌，长期下去不仅会导致内分泌失调，也会影响卵巢功能。

所以女性要内外调养，内里保持好心情，外在要学会保养皮肤，因为年轻的状态是由内而外表现出来的。呵护好卵巢健康，养好内分泌系统，努力维持体内内分泌平衡，抓住青春的尾巴，散发更加成熟、充满魅力的女人味，获得由内而外的年轻。

### 45 岁后，保持好心态面对更年期综合征

女人45岁后，早晚都要经历更年期这个生理衰退阶段。女性进入更年期后，生殖器官和内分泌功能都会发生改变，卵巢功能下降，雌激素的分泌量减少，无法让子宫内膜正常脱落，出现闭经。这个时期，女性不仅要面对发生生理变化的身体，还要警惕由此产生的一系列疾病。

那么，40~50岁的女性应该如何判断自己是否进入了更年期呢？比如，是否出现月经紊乱，直至出现闭经，是否经常潮热、出汗、心悸，是否经常失眠、入睡困难、多梦易惊醒，是否经常情绪波动大、烦躁易怒，是否性欲减退、出现性衰老，等等。这些都是女性进入更年期的重要标志。

女性应如何更好地迎接和度过更年期呢？可以采取激素替代疗法，及时就医，根据医生建议适当补充雌激素；及时补钙，防止骨质疏松；保持生活饮食规律，坚持体育锻炼，拥有好心情、好心态。

更年期是女性自然衰老过程中的一个不可避免的正常阶段，女性应科学认识，不要谈“更年期”色变，只要日常合理调养，就可以减轻更年期的一些症状。

## 为什么内分泌失调会找上你

内分泌系统是人体的一个大系统，管理着使女性美丽的激素。对女性来说，它就像是一把隐形保护伞，在身体内和谐相处时，会使女人娇艳如花、美丽常驻；一旦失调，就像花失去了水分，女性就会成为一朵枯萎的花，拥有很多麻烦。

一般情况下，女性的内分泌激素都是保持平衡的，如果由于某些原因打破了这种平衡，就会导致内分泌失调。患有内分泌失调的女性不仅仅局限于年龄大的女性，很多年纪轻的女性也会出现内分泌失调。那么，为什么内分泌失调会找上你呢？

**情绪因素**

现代社会中，很多女性面临着事业和家庭的多重压力，神经、情绪若长期一直处于紧张状态，如焦虑、暴躁、心悸等，就会造成激素分泌的紊乱。内分泌失调后可能会引起女性的月经不调、痛经，甚至出现不孕不育。

**生理因素**

一般而言，人体的激素基本处于动态平衡。处于青春期的女性如果体内的内分泌平衡被打破，激素分泌水平失衡，就会出现内分泌紊乱。还有一些女性的内分泌系统会由于遗传等因素失去平衡。

**营养因素**

人体要维持正常的生理功能，就必须摄取适当的多重营养，否则身体就会产生内分泌问题。当女性因为追求身材而过分节制饮食，或疲乏过度、偏食挑食严重等，就会导致消化吸收功能下降、营养状态变差、代谢能力变差等，进而引起内分泌失调。

此外，长期保持高糖、多油炸类食物及多酒精饮料等不良饮食习惯，也会造成女性内分泌失调。吃过多甜食不仅会影响体内胰岛素水平，还会诱发身体代谢紊乱。

**不良习惯因素**

长期熬夜的女性“夜猫子”，会导致内分泌失调，晚上休息不好，皮肤就会长痘痘，还会刺激痘痘的生长。

如果女性长期服用避孕药，也会在一定时期内造成内分泌失调。所以在选择避孕方法前，请先考虑自己的体质。

人体在睡眠时能分泌大量的褪黑素，褪黑素是控制人体内分泌的“总司令”，经常失眠必然导致内分泌失调。现在很多人都有睡前玩手机的不良习惯，每天睡前看几个小时电子产品，会抑制褪黑素分泌，引起失眠，长此以往会引起内分泌紊乱，罹患乳腺癌。

**环境因素**

如果女性长期生活在有污染的环境或空气中，也会引发内分泌失调。

## 哪些女性人群容易内分泌失调

内分泌失调在女性当中比较常见，尤其是对于一些平时不注意保养身体的女性，发生内分泌失调的概率更高。一旦出现内分泌失调，就会给女性的健康带来很大的影响，妇科疾病、皮肤问题等统统都会找上门。下面来看看哪些类型的女性最容易出现内分泌失调。

**经常吃快餐的女性人群**

快餐往往都是不健康的，经常食用，会摄入过多的热量和人工合成物。长期吃快餐，会导致女性体内缺乏维生素、纤维素、微量元素，从而容易引起内分泌失调。

**经常加班熬夜的人群**

熬夜是引起女性内分泌失调最常见的罪魁祸首。熬夜伤身、影响睡眠、改变人体的生物钟，引起激素代谢紊乱，导致新陈代谢失调，非常容易导致女性内分泌失调。

**血液循环不畅的人**

女性体内的淋巴液与血液循环顺畅与否，可以直接影响身体的代谢能力，以及代谢废物、毒素等废弃物质的排出速度。

**体重过大的肥胖女性人群**

女性如果体脂率过高的话，就会导致代谢率下降，脂肪内储存的雌激素量也会增加，从而更容易引发一系列内分泌变化。

**月经不正常的女性人群**

女性月经和内分泌系统关系密切，有些女性的月经总是不正常，月经量不是多就是少，也不准时。月经会受到内分泌影响，反之，月经紊乱也会影响内分泌平衡。

**性生活不正常的女性人群**

长期单身、性生活太少都会影响女性的内分泌，所以保持适度的性生活对于女性是很重要的。和谐的性生活可以使女性身心更健康、更好地调节内分泌。

# 内分泌失调<br>会给女性带来**哪些烦恼**

## 妇科疾病

女性的很多内分泌疾病都属于妇科常见病，比如子宫内膜异位症、月经不规律、痛经、乳腺方面的疾病等均和内分泌失调有关。

## 乳腺问题

女性如果出现乳房胀痛、乳腺增生，那么主因一般就是内分泌失调。乳房的重要作用就是通过分泌雌激素促进其生长发育，女性一旦内分泌失衡，便容易引起乳腺增生、乳腺癌。

女性的乳房肿块或胀痛还会伴随月经期发生变化。比如，有的女性在月经前，乳房肿块会变大或硬，疼痛感明显增强，但月经期过后，乳房会变软，肿块变小甚至消失，疼痛的感觉也会随之减轻或消失。这种乳房胀痛一般属于正常生理期变化，无需太过紧张。但如果在非月经期，用手触摸乳房依然能摸到小肿块，并且经常感觉乳房胀痛，那就可能就是乳房受到内分泌影响而出现乳腺疾病的前兆。

有乳房肿块、增生的女性应定期体检，并保持愉悦心情，及早预防，发现异常情况应及时就医。

## 月经异常

月经规律也是判断女性内分泌失衡与否的一个重要指标。女性内分泌失调会影响卵巢功能，减少雌激素分泌量，子宫内膜就无法有规律地正常脱落，因此就会出现月经不规律。

如果月经周期、月经持续天数、月经量与经血颜色的情况长期波动很大，甚至偏离正常标准，此时应注意是否由于压力、精神等因素引起了自身内分泌的失衡。

女性的月经周期一般在25~38天之间，行经期为3~7天。少于3天，属于经期过短；超过7天，则考虑经期过长。行经期过长或过短都是月经失调的重要表现。

月经初期的经血颜色为暗红色或红棕色，中期一般为鲜红色，后期也可能会出现少量的棕色液体，均属于正常现象。如果月经期经血为黑色或浅红色，经血稀薄如水等，则考虑为不正常情况。

## 不孕不育

内分泌失调是导致女性不孕不育的重要原因。内分泌失调会引起大脑皮质对内分泌调节失控，从而引发与怀孕密切相关的激素分泌紊乱。女性的正常排卵周期建立需下丘脑—垂体—卵巢功能分泌均正常，如果其中任何一个部位出现功能障碍，都可能导致不排卵，出现不孕症，即内分泌失调性不孕。

黄体功能不全是内分泌失调性不孕最常见的表现。女性黄体功能不全主要表现为月经周期缩短但经期正常，经量正常或稍多，伴自然流产史。女性黄体分泌功能低下，以致黄体酮分泌量不足、子宫内膜的分泌反应不良，或发生子宫内膜受损、子宫内膜异位症等，都会造成孕卵不易着床或着床后孕卵发育受到影响，引起流产。

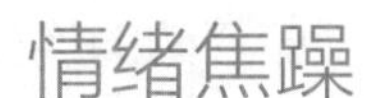

## 情绪焦躁

很多女性会在月经来临前，情绪变得焦躁，这些都是由于内分泌异常造成的。

当女性身体的雌激素分泌不足时，出现内分泌失调，此时进入更年期的女性情绪常常难以控制，敏感焦躁、喜怒无常，还会出现记忆力减退、注意力难以集中的情况。这些更年期综合症状都可能是女性内分泌功能下降引起的。

## 体型肥胖

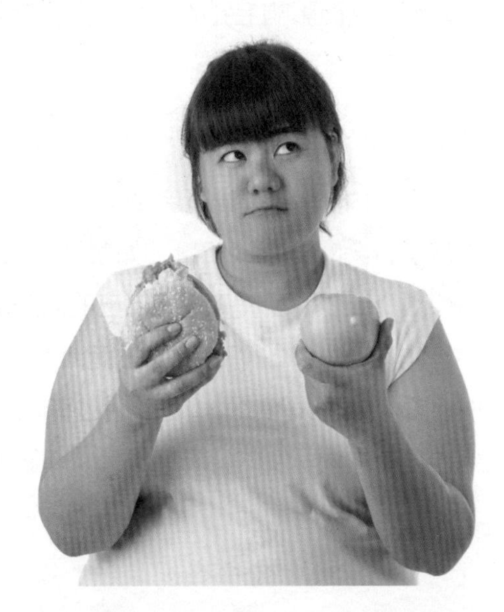

有些女性是不是面临着“喝凉水都会长肉”的窘况？这可能和你的内分泌失调有很大的关系。一般来说，正常人即使营养摄入量过多，也不会增加相应体重，而是通过自身分泌激素自动调节，把多余的糖分代谢掉。身体通过自动代谢，把体重维持在正常状态。

有些女性因为长期进食高热量、高脂肪的食物，不注意膳食平衡，或压力过大等因素，导致内分泌失调，从而引发自身代谢紊乱，促使体内葡萄糖转变为脂肪和抑制脂肪分解的激素增多，体内多余的糖分转化成脂肪堆积起来，导致体型过于肥胖，诱发各类代谢性疾病。

## 身体潮热

女性内分泌失调可能会导致人体代谢受到影响，伴有自主神经功能紊乱，从而会引起身体潮热的症状。如果经常有潮热出汗、头晕目眩的现象发生，应警惕是否内分泌失调。

## 肌肤色斑

有很多内分泌失调的中青年女性常常出现面部黄褐斑、雀斑、皱纹、痤疮、痘痘等肌肤问题，用各种护肤品也无法使皮肤变好。这是内分泌失调促使皮脂分泌过盛、无法排出而堵塞毛囊的结果。

如果精神压力过大，或经常加班熬夜的女性，肾上腺会分泌对抗压力的皮脂酮，从而影响毛孔的代谢，痘痘就会不可避免地冒出来了。

## 睡眠障碍

女性内分泌失调还会引起睡眠障碍。雌激素过低时，会出现夜汗、潮热等症状，会降低睡眠质量。如果经常感觉入睡困难，因为各种问题易心悸、易惊醒、噩梦偏多，则考虑自己的内分泌是否失调。

激素对人体的调节是方方面面的，当雌激素、孕激素等水平过高或过低时，都可能诱发腹泻、腹胀、腹痛等症状。如果平时睡觉还腹痛、腹胀，考虑内分泌失调引发的胃肠症状，从而影响失眠。

## 性功能减退

内分泌失调还可能会导致女性性功能减退。人体内分泌系统包括性腺，当女性性腺功能出现异常时，就有可能导致女性出现的雌激素减少，会造成性欲减退。

## 体毛过盛

人体内雄激素的作用有促进毛发生长，不论男女体内都会存在雄激素。当女性内分泌失调时，雌激素分泌变少，雄激素分泌过多，就可能会出现毛发旺盛、体毛过密的情况，有的女性因为内分泌失调甚至还会长出“胡须”。

## 白发或脱发

女性因产后、更年期或口服避孕药等因素造成雌激素分泌失调，都可能会出现头发稀疏、斑秃以及脂溢性脱发等症状。

另外，白发或脱发也可能是内分泌失调问题。如果在生活中发现自己的前额头发突然一下子出现很多白头发的话，应该检查一下是否内分泌失调。

肾上腺皮质功能、脑下垂体前叶、激素、甲状腺功能等内分泌系统与毛发发育有一定关系。比如患甲亢可能会扰乱头发黑素颗粒的分泌。

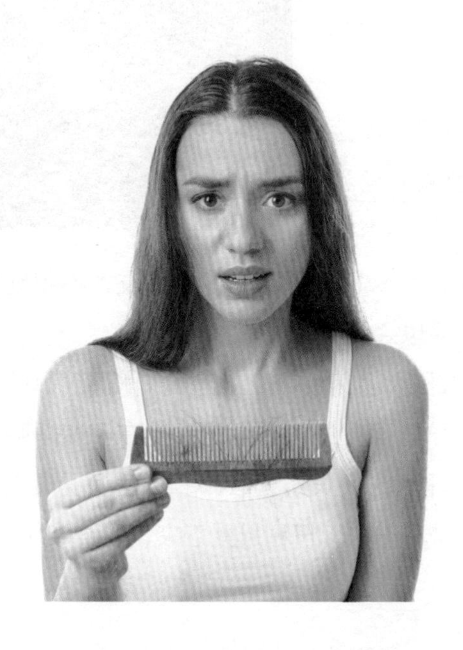

# 调好内分泌，**重拾青春**

## 告别内分泌紊乱从好习惯开始

女性内分泌失调不仅会引起皮肤变差、身材走形等问题，还会导致身心健康出现问题。如果想离内分泌失调远远的，让自己体内的内分泌处于平衡状态，女性就要养成生活好习惯，平常的那些坏习惯都要改掉。

### 告别熬夜的坏习惯

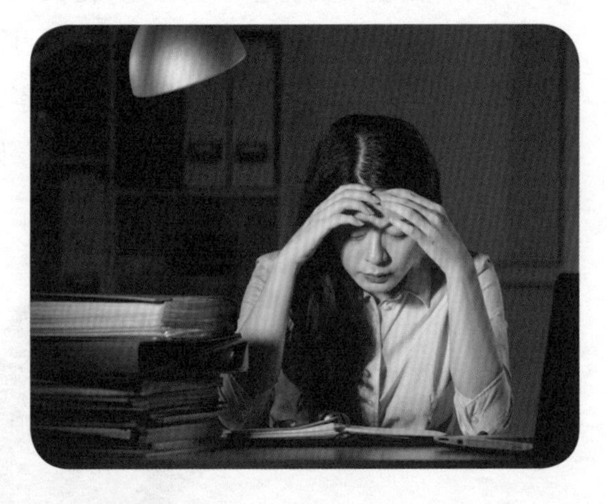

古代的生活方式为“日出而作，日落而息”，虽然这种农耕时代的生活并不太适合我们快节奏的现代，但有些女性常常因为工作或纯粹习惯性熬夜而伤害身体。

长期熬夜的坏习惯不仅会伤害皮肤，干扰褪黑素分泌和皮肤正常的新陈代谢，还容易导致内分泌失调，尤其是长期作息不规律的朋友，不仅健康会受到很大的影响，其体内的激素水平也会受到较大的影响。

晚上有一个好的睡眠能让我们的大脑和身体得到有效的休息，一方面有利于雌激素分泌，另一方面则能有效解压。人在深度睡眠中，五脏六腑都会执行排毒任务，如果睡眠时间长期无法保障、睡眠质量欠佳，就会导致脏腑运行失序，体内毒素排不出去，日积月累下来，各种疾病就会找上门来。

## 纠正早上爱赖床的习惯

晚上睡觉晚，早上赖床不起，已经成为很多现代人的习惯，但这会使我们的机体运行规律遭到破坏，身体的各种激素分泌也会失去平衡。正常人体的内分泌及各种脏器的活动是有一定昼夜规律的，过长的睡眠会扰乱人体的生物钟，使内分泌激素出现异常。

当夜晚入睡的时候，褪黑素就会旺盛分泌，人体陷入困乏，睡眠质量佳，并促使人体的激素分泌正常。

在睡眠过程当中，我们大脑皮质是处于抑制状态的，如果常常早上赖床不起，就会造成大脑皮质过长时间地受到抑制，从而导致大脑的供血不足，这也是为什么我们常常睡得过多、过久，醒来之后反而感到头昏脑涨、没有精神，越睡越困的原因。

## 保持有规律的生活作息

女性比男性更容易发生睡眠障碍，特别是40岁以后的女性，更容易患上睡眠障碍。保持有规律的生活作息，有助于女性提升睡眠质量。

制定好每天的时间表、调整好生物钟是保证优质睡眠的重要方法。可以为自身调整一个适合自己的生物钟，维持生命活动的内在节律，比如：

※ 找一个固定时间（6：30~7：00）起床，做好一份营养早餐。

※ 吃完早餐上班，或在家里、公园里运动一会儿。

※ 午饭后尽量保持半小时左右的午睡时间，注意午睡时间不要太长，以免影响晚上的睡眠。

※ 每天抽空进行适量的运动，有利于舒展身体、放松身心。

※ 吃完饭马上洗澡或睡觉都不利于健康，睡前 3~4 小时吃完晚饭最佳。

※ 尽量避免吃烧烤等不健康的夜宵。

※ 睡前 2 小时远离手机、电脑等电子产品，以免大脑兴奋，影响睡眠。

※ 每天晚上固定时间（9：00~10：30）睡觉，不要熬夜。

※ 创造安静、黑暗、温暖的良好睡眠环境，加上舒服的床及适宜的室温是良好睡眠的保障。

## 远离垃圾食品，平衡膳食

高糖、酒精、过量的咖啡因等垃圾食品、高热量食品、油炸食品，会削弱血液、肝脏和肾上腺功能，从而导致激素失衡或胰岛素飙升，给体内激素水平带来不良影响，对内分泌系统造成严重破坏。

女性内分泌健康是需要调养的，如果长期与垃圾食品为伍，人体自身的健康壁垒自然就会受损。所以，要学会合理安排每天的营养摄入，了解会对身体内分泌造成伤害的食物，减少或远离有害食物才是明智之举。

反式脂肪酸是一类对健康非常不利的不饱和脂肪酸，女性应少吃薄脆饼干、焙烤食品、谷类食品、面包、炸薯条、炸鱼、洋葱圈等含有反式脂肪酸的食物。

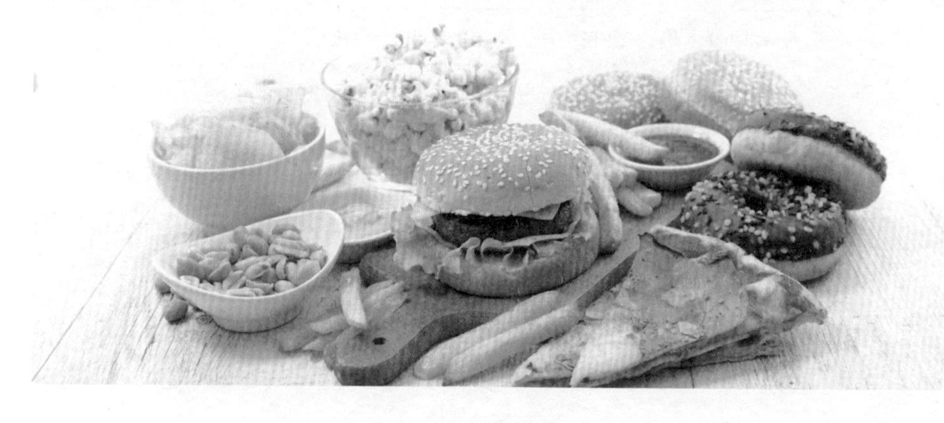

加工类食品中常常含有防腐剂、色素、增稠剂、甜味剂等食品添加剂，过量摄入会增加人体肝脏负担，使肝脏的解毒功能减退，如果出现毒素长时间堆积在体内的情况，激素也会无法正常循环和分泌。

没时间做饭的女性尽量少吃盒饭、简便餐食，应选择较为卫生的餐厅，自己做的营养餐是最健康的养生食品。香肠、火腿、方便面、果冻、罐头食品等加工类食品中多半含有防腐剂，应少吃或不吃。此外，还应杜绝食用PVC塑胶容器、铝罐包装的加工食品，它们会使女性体内的双酚A含量高于正常水平，容易导致肥胖、子宫内膜增生等疾病，损害女性的内分泌系统。

饮食是影响女性内分泌平衡和健康的重要因素之一，内分泌失调的女性在日常生活调理中首先要从平衡膳食入手。要养成良好的饮食习惯，多吃新鲜果蔬、全谷物和高蛋白类食物。这些健康食物均含有激素正常分泌所需的氨基酸，不仅有助于预防心脏病、糖尿病、抑郁症和癌症，还能提供钙、镁等矿物质来改善睡眠，帮助身体放松，使身体进行自我修复。

此外，还应多喝水，补充身体所需的水分，同时多参加各种运动，增强体质。生活要有规律，不要经常熬夜，以免造成激素分泌失衡甚至不足，进而引发其他疾病。平时还要注意休息，保证充足睡眠。

### 告别嗜烟嗜酒坏习惯

嗜烟嗜酒现在已经不仅仅是男性的通病，甚至有很多女性也是烟酒不离手，而且以年轻女性群体居多。虽然烟酒在一定程度上会带来短暂的缓解压力的作用，但其害大于利。

香烟中的有害化学物质会收缩血管，血液循环受到阻碍，维生素C与活性氧的缺失会造成肌肤暗沉、长斑和皱纹等，而且对甲状腺同样会造成较大伤害。

已知的统计数据中，香烟中含有四千多种化学物质，其中至少有二百多种为有害物质，更有多达六十多种为致癌物。香烟里的有害物质不仅会影响呼吸系统，还会增加罹患肺癌、胃癌、胰脏癌、宫颈癌等疾病的风险。

女性吸烟会减少体内激素的分泌，肌肤会失去弹性和光泽。此外，女性抽烟还会导致不孕、影响胎儿成长等问题，二手烟对家庭成员的危害也是不容忽视的。

饮酒对神经、循环系统和消化系统均有明显的兴奋、刺激作用，使甲亢变得更为严重，因此甲亢患者不宜饮酒。

酒精主要在肝脏内代谢，如果女性长期饮酒，会加重肝脏负担。如果患有甲亢，其内分泌失调，会出现肝功能损害及肝肿大，使肝脏解毒功能下降，严重的可导致肝硬化。此外，饮酒对甲状腺功能有很大影响，可增加甲状腺激素分泌。

因此，想维持身体健康，保持内分泌稳定，女性朋友们一定要早日戒烟戒酒，更好地维持机体内分泌平衡，气色才会更年轻。

有酗烟酒史的女性不妨准备一些坚果、水果等健康小零食，逐渐取代抽烟喝酒。 平时多做一些瑜伽、游泳等有氧运动，放松身心。

## 好心态才是平衡内分泌的良药

中医上讲，情志失调对内分泌有着非常大的影响，思虑过度、情绪易怒不仅会伤脾，还会损伤肝脏，常常心悸、害怕、担忧又会影响肾脏运行。因此，女性能够保持良好的心理状态，才是平衡内分泌、赶走各种疾病、保持年轻好气色的良药。

### 学会沟通，平衡好家庭和工作

现代女性可以说是这个世界的半边天，很多人都面临着家庭和工作的双重压力。不少女性为了生存、为了提高生活质量而努力工作，在努力拼搏的过程中，事业也取得了巨大的成就。因为事业而获得的独立、自信，使女性更加充满魅力。

但有一些女性因为在职场需要面对工作中的种种压力，忙碌不堪，回到家还要照顾老人、孩子，精神疲惫、压力巨大、焦虑急躁。很多人因此出现饮食不规律、作息时间混乱、睡眠不好等问题，而这些不良情绪也会影响到体内激素的平衡，导致内分泌失调。

所以，作为女性，我们要学会去平衡好家庭和工作的双重压力，缓解压力和焦虑，调节好身心健康。

家庭是事业的巨大支柱，忙碌的女性要学会多与家人进行沟通，得到家人的理解和帮助就会相对轻松很多。只有得到家人的大力支持，没了后顾之忧，才能够在职场上有更好的发展。同时，无论工作有多忙，也不可完全置家庭于不顾，多多关心另一半和子女，才会获得心灵上的慰藉。

当女性平衡好生活和工作的时候，能及时切换自己的角色，在事业与家庭之间找到适合自己的平衡点，事业会更卓越，情绪会更稳定，家庭也会更和谐。

## 学会分享，烦恼统统消化掉

人到中年，很多女性工作、家庭稳定，外人觉得她不会有什么苦恼，可以轻松愉快地享受生活。然而事实并非如此，有很多中年女性，仅仅从脸色就能看出不开心：目光阴郁、没有光彩，脸色灰暗。

很多中年女性生活中都存在不同的沟通问题，如亲子沟通、夫妻沟通、同事沟通等。她们为孩子倾注了全部的爱，但慢慢长大的孩子可能进入了叛逆期或对母亲不认同，母子间的疏远让女性更痛苦；夫妻间常年的隔阂、缺乏沟通；事业中的碌碌无为，都会为女性带来隐隐作痛的压抑情绪，从而感到失落，陷入一种自我无价值感的情绪中。

如果一个女性天天生活在负面情绪中，身体免疫力不断降低，如果再赶上更年期，内分泌会更加紊乱，身心交瘁，各种疾病自然会找上门来。

积极向上、轻松愉悦的情绪有利于增加人体血液中的含氧量，提高细胞的活力，增强免疫力。有什么烦恼和快乐，学会与家人、朋友分享，也要学会把生活里的苦恼看淡，在心里消化掉，给家人多一些陪伴和关心，多陪家人、朋友聊聊天、说说话。你会发现，原来快乐是如此简单，有了好心情，一切都会越来越好。学会做一个快乐、善良、宽容的人，感恩生活、热爱生活。遇到挫败和痛苦时，学会调整自己的心态，进行自我疏导。

如果遇到持续消极情绪的压力时，自我排解不了，应当及时寻找好友、家人或心理医生倾诉，给情绪的不愉快找个出口消化掉。在沟通、分享的过程中，如果开心则精神会更加愉悦，如果痛苦则压力得到释放，神经不再紧张。

## 做好时间管理，告别压力

人处于不同状态时，体内激素的表现也有所差异。兴奋状态时大脑会分泌多巴胺，紧张状态时去甲肾上腺素的分泌会增加，情绪波动较大时血清素也会增加。当这些神经传递质在脑内的分泌处于正常状态时，雌激素的分泌才会呈现良好的状态。所以，无论是学习、工作还是生活，保持相对稳定的情绪，告别急躁和压力，是女性调养身心的最佳方式。

日常生活中我们经常可以见到形形色色的人，有的人生活、工作一团糟，天天忙得像个陀螺，而有的人却安排得井井有条、有条不紊，生活工作两不误。每个人每一天的时间都是相同的，如果能有效地做好时间管理，那就是能给时间创造价值的人，生活自然不会变得一团糟。

我们可以通过一些小行为来管理好自己的时间，从而告别急躁和焦虑，避免成为被时间追着跑的人。

比如，无论是生活琐事还是工作日程，每天将自己要完成的事排列出“优先顺序表”：重要且紧急的事情 > 重要但不紧急的事情 > 紧急但不重要的事情 > 不重要又不紧急的事情，这样就能清楚知道哪些事情要先做，哪些事情可以缓缓再做，生活、工作就会变得更简单有序。

个人的生活、学习、工作发展要做长远规划，每天的事情也要学会做日常规划，制定目标，科学管理自己的时间，就可以更高效地完成事情。

### 学会放松小方法，缓解紧张焦虑

每个人都会有面临压力的时候，当你感觉到压力时，肾上腺皮质就会分泌出一种抗压力的激素——皮质醇。我们不妨学会掌握一些轻松有效的发泄压力的小方法，这会有助于减少分泌皮质醇，以防止长期压力过大而降低身体的免疫力。

**音乐疗法**

音乐疗法是治疗心理问题的一种有效方法。随着播放不同旋律、速度、音调的乐曲，其作用于人的感觉器官时也可产生轻松愉快、活跃兴奋、忧郁悲伤等不同的感受，从而调节人的情绪。

良性、积极的音乐能提高大脑皮质的兴奋性，刺激多巴胺、血清素、内啡肽以及催产素等分泌，同时降低皮质醇的水平。这些物质不仅在血压以及心脏和呼吸频率等方面发挥着作用，还可以改善情绪、激发感情、振奋精神，同时有助于消除紧张、焦虑、忧郁、焦躁等不良心理状态，提高应激能力。

进入更年期焦虑期的女性在生活中不妨多听听喜欢的音乐，可以有效缓解抑郁和焦虑情绪。

**调节呼吸**

人在感到紧张时，呼吸会变得急促而紊乱。当感到心悸、烦闷时，适当地调节呼吸可以缓解焦虑。

可以打开窗户，选择空气新鲜、流通的地方，用鼻子深吸一口气充满腹部，然后扩展到胸部，达到极限后屏气几秒钟，逐渐呼出气体，可以反复进行吸气、呼气练习。一般循环整个呼吸过程5次左右即可达到良好的调节效果。

深呼吸不仅能吸入氧气，促进气体交换，还能使人心跳减缓，不仅可以调整心态，还能够调节心率，对降低血压也很有帮助。深呼吸时可重整自律神经，舒缓压力，也可使全身血流速度加快，肌肉从紧绷变得松弛，从而缓解紧张焦虑的情绪。

需要注意的是，深呼吸也不是适合所有人，对于患有心血管疾病的女性来说，过度进行深呼吸可能会引起心肌缺血、脑供血不足。

## 坚持运动让失衡内分泌慢慢恢复

随着年龄的增长，女性体内激素也会逐渐减少。出现内分泌失调后，女性在情绪、肤色、月经等方面都会受到影响。如果能够每天坚持运动，可以有效加强血液循环，调节身体的激素水平，并延缓衰老，改善体质，纠正内分泌失调。

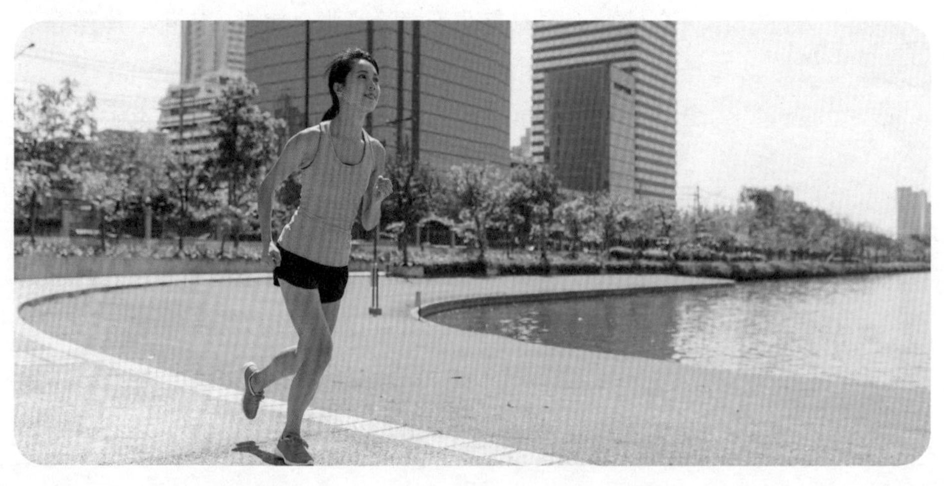

## 步行＋跑步，身心舒畅可调节激素水平

每天进行步行运动，能促进体内血液循环，加强心脏肌肉收缩能力，增强血管弹性，减少血管痉挛，防治各种心脑血管疾病。同时，散步还能增大肺活量，改善呼吸系统，促进肠胃蠕动，提升消化功能。

更重要的是，如果女性每天走五千到一万步，还能起到调理内分泌的作用，可预防骨质疏松、肥胖等内分泌疾病。

跑步的运动强度比步行要大得多，不仅可以提升各关节的强度、韧带的柔软度以及骨骼的强度和密度，还会使大脑分泌“快乐激素”内啡肽，产生愉快的情绪，可以缓解压力，能够很好地预防因情绪抑郁导致的内分泌疾病，比如乳腺增生、乳腺癌等。

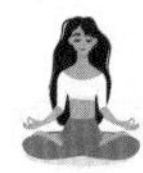

### 步行运动小贴士

1.步行超过20分钟才会有燃脂效果，所以步行时应最少坚持半小时。

2.如果平时工作忙，没时间运动，可以在上下班路上创造步行机会，比如提前一两站下车步行上班，或者中午吃完饭在外面步行20分钟。

3.步行时宜穿着宽松速干衣服以及舒适的运动鞋等。

4.步行时，身体应保持直立，重心在前。不要上下左右晃动。头直，下巴微收，贴近颈部，眼睛直视前方，背部挺直，腹臀内收，双肩放松，双臂自然摆动，手肘适度弯曲，步子呈自然跨度。

5.步行时不宜背着手，不要弓背，不要出现内八字或外八字的情况，更不要边走边玩手机。

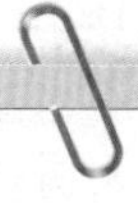

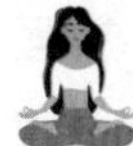

## 跑步运动小贴士

1.跑步比较消耗体能，可以从慢跑逐渐增加锻炼的强度和时间。

2.跑步前应做一些腰、腹、腿、臂等部位的基础拉伸，防止出现抽筋等问题。跑完不要马上停下来休息，应慢走一段时间，等全身彻底放松后再做一些基础拉伸运动。

3.跑步时应及时补充水分，以防出现脱水症状，但尽量避免喝冰冻饮料或水。

4.跑步时应及时根据个人情况适度调节，如果出现心悸、胸闷等症状，应立即停止跑步。

5.跑步时应掌握正确的姿势，头正，背部挺直，肩膀向后，身体稍微前倾，眼睛直视前方。跑步时膝盖不要抬得太高，用脚的中部着地，并让冲击力迅速分散到全脚掌。用鼻子均匀呼吸，不要用嘴巴呼吸，躯干、肩部和肘部的晃动幅度不宜太大，也不要太紧绷。

6.跑步后如果出现肌肉拉伤，应立即用冷水冲洗局部或用毛巾包裹冰块冷敷，可帮助消肿止痛。24小时后可外贴活血和消肿胀的膏药，也可适当热敷或用较轻的手法对损伤局部进行按摩。

7.跑步后可能会出现肌肉酸痛，一般急性肌肉酸痛会在运动几小时后消失。如果是肌肉拉伤的延迟性肌肉酸痛，可局部温热敷和涂擦药物缓解。

## 瑜伽，既塑造形体，又调养内分泌

女性如果长期练习瑜伽，不仅可以缓解精神紧张焦虑、平和心态，还能促进脂肪燃烧、瘦身，提升气质、塑造形体，使身心达到和谐统一。

此外，练习瑜伽可以刺激女性的下丘脑—垂体—卵巢性腺轴等神经系统，促进部分腺体的激素分泌，改善雌激素分泌不足，有助于调节气血，疏通经络，平衡内分泌系统，让身体更年轻。

长期坚持练习瑜伽的女性会逐渐发现，胸部线条变得更挺拔，手臂、腿部、腰部的曲线更纤瘦，形体更玲珑，自内而外散发着自信的气质。

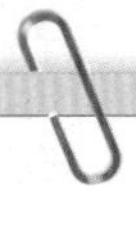

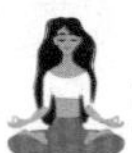

### 瑜伽运动小贴士

1.瑜伽练习之前最好不要吃东西，至少空腹1~2小时，可以避免因胃部负担过重导致出现不适情况。

2.练习后1小时内也尽量不要立即进食，可喝白开水适度补充水分，以免影响身体排毒效果。

3.瑜伽练习时宜穿宽松、吸汗、透气的衣服，应在合适的瑜伽垫上进行练习。

4.瑜伽练习并不需要专业的教练或场所，但自行练习应循序渐进，莫要急于求成。

5.练习瑜伽时，可播放一些舒缓、轻柔的音乐或者自己喜欢的歌曲等，帮助自己放松精神、缓解紧张，摒弃嘈杂的环境，使内心达到平静、柔和的境界。

6.练习后也不要马上沐浴，待呼吸和心跳恢复正常之后再进行沐浴。

## 几种常用的瑜伽体式

### 坐姿体式

瑜伽的基础坐姿体式常用于冥想时，包括简易坐、莲花坐、金刚坐、雷电坐、三盘坐等。这些坐姿体式可以使人感到内心平静，便于调节呼吸。无论双腿位置如何摆放，瑜伽坐姿体式都要保持脊柱自然曲度下的挺直并向上延伸，使腹部内脏不受到挤压，同时身心不陷入昏沉的状态。

**简易坐**

初学瑜伽坐姿中的基础体位，这种坐姿最为舒适易学，能够增强髋部、膝盖和脚踝的灵活性，加强腿部神经系统，减轻风湿和关节炎。

练习小贴士

- 坐在地上，双腿伸直，背部挺直，不要耸肩。
- 弯曲双膝，两脚相互交叉。
- 双手自然放在双膝上，目视前方。

**金刚坐**

瑜伽初学者要掌握的重要跪坐姿。如果坐姿坐久了感到腿麻痛，可以换成金刚坐，能够缓解疼痛，有助于拉伸大腿和脚掌，促进消化。

练习小贴士

- 双膝并拢跪地，臀部坐在双脚脚后跟上。
- 肩部放松，下巴收紧，腰背挺直，头部、颈部和脊椎处于中立位置。

- 双手自然放在大腿上，目视前方。

**莲花坐**

瑜伽坐姿体式中最有用的坐姿之一，适合做呼吸、调息和冥想练习，可促进腰腹部血液循环，增强脊柱神经，安抚情绪，能够引导生命之气上升。

练习小贴士

- 坐正，双腿向前伸直。
- 屈起右腿，将右脚放在左大腿上，脚心向上。
- 屈起左腿，将左脚放在右大腿上，脚心向上。
- 双手自然垂放在两膝盖上，脊背挺直。

**盘坐伸展式**

该体式能够消减侧腰、双臂脂肪，消除疲劳，强健心脏和腹部器官。练习时如感到侧腰拉伸时有痛感，手臂下压动作可不做。

练习小贴士

- 盘坐，肩部放松，双手自然垂立，手掌置于两侧。上身向右侧弯曲，右手臂肘部落地，放在臀部外侧的地上，与地面垂直。
- 吸气，左手臂向上缓慢伸展。缓慢呼气，左侧手臂及上身向右侧下压。肩部向后打开，上身向后倾斜，臀部不离地面。下压动作保持约 30 秒。
- 吸气，左手臂和身体回到正中位置。双臂向两侧平行伸展打开。
- 呼气，身体还原初始姿态。另一侧练习相同动作。

## 站姿体式

瑜伽的站立体式可以增强后背、髋、膝盖、颈部、肩膀、手臂等部位的力量和灵活性，让人消除紧张、精力充沛，促进消化、缓解便秘，调节肾脏，改善呼吸和气血循环。

**坐树式**

顾名思义，此体式练习就像一棵树一样伸展和拉伸，手臂如树枝般向天空拉伸生长。坐树式能够加强腿部力量锻炼，舒缓情绪，有利于塑造身体线条。

练习小贴士

- 站立，双腿伸直并拢，双臂自然垂于体侧，目视正前方。
- 吸气，屈左膝，右手帮助右脚脚掌贴紧左大腿内侧，右脚脚后跟尽量靠近会阴处。
- 呼气，屈双肘，双手在胸前合掌贴合，拇指相扣。
- 吸气，双臂向上方伸直，高举过头顶，肘部不要弯曲，双手依然合掌相对，腰部挺直，保持姿势约 30 秒。
- 身体还原初始姿态，换另一侧练习。

**幻椅式**

该体式就仿佛坐在一把假想的椅子上，可强健双腿、扩展胸部、锻炼身体的平衡性。

练习小贴士

- 自然站立，双脚并拢，双臂自然垂于体侧，腰背挺直，目视前方。

- 吸气，双手合十，拇指相扣，双臂向上伸展，大臂尽量夹紧双耳。
- 呼气，屈膝，双腿并拢，尽量与地面平行，身体尽力往下蹲，就像坐在一把椅子上一样，双臂顺势向斜上方伸展。然后正常呼吸，保持姿势 30 秒。
- 如果双腿做不到与地面平行，臀部可以抬起一些，双臂向上伸展，保持 30 秒。身体还原初始姿态。

## 前屈类体式

瑜伽前屈类体式可以预防和辅助治疗血氧不足引起的头痛，可以促进血液循环，改善面色，同时伸展和强壮背部肌肉群，增强脊柱的柔韧性和灵活性。

此外，前屈的瑜伽体式还能轻柔地挤压和按摩腹部器官，促进消化和排泄。坐立前屈体式还可以给骨盆输送新鲜血液，强壮女性生殖系统，安定心神。

**盘腿前弯式**

该体式也是常见的瑜伽坐姿体式之一，难度适中，能够充分拉伸背部，促进背部血液循环，缓解肩背部酸痛感，对塑造背部线条很有帮助。

练习小贴士

- 长坐位，挺直腰背，双腿并拢伸直，双手自然放在身体两侧，掌心朝下，平视前方。

● 两腿叠加交叉成莲花坐姿。两脚分别置于左右两大腿根部，两脚跟贴近小腹两侧。吸气，手臂伸直向上平举过头顶，掌心向前。

● 呼气，双臂保持平行逐渐向下压，两小臂和手掌贴近地面，直到下巴点地，保持 10 秒。还原至初始姿态。

**铲斗式**

该体式重在感受背部伸展、双腿后侧延伸的力量，可促进头面部、胸腹腔血液循环，缓解面部水肿，消除疲劳。

练习小贴士

● 自然站立，双臂自然垂于身体两侧，调整呼吸。吸气，双脚打开距离约两肩宽，双臂伸直举过头顶，手掌朝前，背部挺直。

● 慢慢呼气，双臂向前压，上身向前下方弯曲，颈部放松低垂，双手尽量穿过两腿，增强腹部活力。

● 吸气，双臂再向前摆动，前后自然摆动 4~6 次。呼气，还原至挺身站立、双臂高举的状态。

### 后仰类体式

瑜伽后仰类体式主要指脊柱向后弯曲的体式，可配合前屈体式一起练习，可伸展脊柱，使脊柱得到充分休息；还能增加脊柱区域的血液供应，使中枢神经系统受益，调理较弱的腹部器官。后仰时要注意脊柱的伸展感和空间感，做到适可而止，不要盲目去挑战极限。

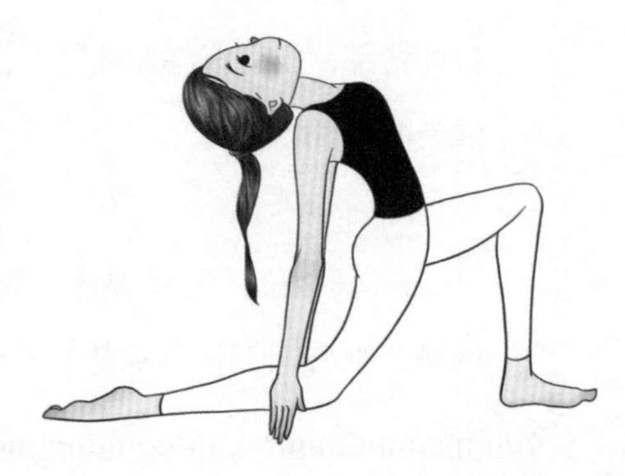

**向后展臂式**

练习这个瑜伽体式能最大程度地舒展身体，让人体吸入更多氧气，增加血液中的氧含量，解除困乏。

练习小贴士

- 自然站立，双腿并拢伸直站立，双臂自然垂于身体两侧，调整呼吸。吸气，伸直双臂上举过头顶。
- 边呼气边带动脊柱向后缓慢弯曲到极限位置，双腿依然绷直，保持 5~10 秒。还原至初始姿态。

**骑马式**

骑马式属于常见的拜日式瑜伽体式，可以灵活双髋部关节，促进骨盆区域的血液循环，调节内分泌，缓解痛经，还能刺激腹部器官，提高消化能力，促进腺体分泌，缓解便秘，塑造背腰腿部曲线。

练习小贴士

- 自然站立，双腿并拢伸直站立，双臂自然垂于身体两侧，调整呼吸。
- 吸气，上身抬起，然后屈膝，右脚向后踏出一大步，右膝盖以下小腿、脚背全部贴地，左小腿保持与地面垂直。
- 呼气，脊柱向后弯曲，挺胸，双手在身体两侧尽量用指尖去触碰地面，保持 5~10 秒。还原至初始姿态。

**鱼式**

该体式可充分伸展背部、颈部、胸部及腿部，缓解背部僵硬，消除颈部紧张，美化腰背部线条，使骨盆关节更有弹性。注意胸腹部向上拱起时，胸部尽量向上提，膝盖伸直。头顶贴地时注意幅度和稳定性，若颈椎不适则不宜后仰。

练习小贴士

- 俯卧位，下巴触地或朝向两侧，双臂贴地置于身体两侧，掌心朝下，双腿伸直并拢。
- 边吸气边拱起背部，肘关节靠近身体并紧贴地面，头顶着地，脸朝后，眼睛朝后看。胸部挺起，两肩向两侧打开，夹紧肩胛骨。
- 双腿伸直向上抬起，脚尖绷直，保持 10 秒。呼气，身体慢慢还原至初始姿势。

**飞燕式**

该体式能强化腰部力量，放松脊柱，滋养背部神经，既能瘦腰美腹，又能缓解女性腰背疼痛，有利于增强盆腔的气血循环，调养卵巢，增加雌激素的分泌。

练习小贴士

- 俯卧，上半身抬起，腰部保持向上用力，双臂伸直，手掌撑地，双腿伸直，做自然张开状，目视前方。
- 吸气，将头慢慢向上抬起，直至眼睛望向天花板。同时双腿向外伸展，拉开距离。
- 呼气，上半身保持不动，双腿慢慢并拢，感受颈部、背部、腰部、腿部的拉伸，舒展全身。保持 5~10 秒。
- 吸气，运用腰部力量将双腿抬起，手掌离开地面，双手慢慢向前、向上抬起，做出形如飞燕的动作。保持姿势 5~10 秒。

## 游泳，最好的调节内分泌的运动

与跑步相比，游泳会消耗更多的能量，是比较温和的有氧运动，可以改善体温调节功能，提高心肺功能，增强机体免疫力和抗寒能力，有效防御病毒的侵害。

女性经常进行游泳锻炼能让全身肌肉都得到均衡发展，对塑造身体线条非常有效。蝶泳或者蛙泳时腿部的张合能锻炼女性的盆腔肌肉和会阴部肌肉，可预防子宫脱垂；此外，还能强化腰腹力量，使胸部变丰满、臀部变紧实，在性生活中能获取更大的愉悦感。游泳还可以刺激雌激素、黄体酮等激素的分泌，改善黄体功能不足。

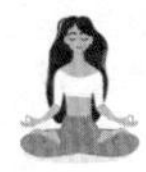

### 游泳运动小贴士

1.下水前要先在岸上做好热身运动，以免游泳过程中发生抽筋现象。

2.处于月经期的女性不宜游泳，因为此时生殖系统抵抗力较弱，泳池内的病菌进入子宫，易造成感染。

3.游泳前不宜空腹或饱腹。空腹游泳易发生低血糖，导致头昏乏力；饱餐后游泳会给肠胃增加负担，影响消化功能，引发呕吐、腹痛等肠道疾病。

4.游完泳如果耳朵进水，可采用单腿跳跃法，即患耳向下，借用重力作用，使水向下从外耳道流出。或者用干净的细棉签轻擦外耳道，把水吸出。

5.四种游泳体式的作用：自由泳可锻炼手臂、双腿、臀部，使肌肉线条匀称、美丽、有弹性；蝶泳可消除腰部赘肉，美化线条，锻炼女性的盆腔肌肉和会阴部肌肉；蛙泳可消减大腿内侧脂肪，锻炼盆腔、会阴部、腰腹部肌肉；仰泳能消除腹部多余的赘肉，锻炼腿与腰部的弹性。

## 跳绳，可以维持女性生殖系统健康

跳绳是一项能让全身肌肉变得匀称有力的有氧运动。据统计，每天跳绳10分钟的能量消耗量约等于慢跑30分钟，减脂效果非常出色。

女性经常进行跳绳运动，除了可以消减脂肪、增加肌肉的弹性，还可以促进血液循环，减少妇科疾病的发生，增加自身的免疫功能，提高身体机能的健康程度。

跳绳还能有效锻炼女性的反应能力和耐力，刺激大脑，加强供血，起到健脑的作用，可预防阿尔茨海默病。跳绳时身体上下颠簸，可以对女性的盆腔、子宫、输卵管等部位的韧带起到按摩、拉伸、蠕动的理疗效果，促进激素分泌，维护女性生殖系统健康。

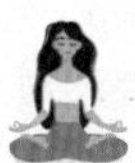

### 跳绳运动小贴士

1.跳绳运动虽然可简可繁，随时可做，一学就会，但也要科学跳绳，以免对身体造成损伤。

2.先确认是否患有心肺、关节、脚部、膝关节、踝关节、髋关节等问题，确定自己的身体状况是否适合跳绳运动。

3.跳绳时手臂与手肘约呈90°，并用手腕力量摇绳。

4.跳绳时腰背要伸直，平视前方。

5.跳绳时应用前脚掌起跳和着地，不宜使用脚后跟着地，避免重心不稳导致摔倒。

6.跳绳着地时要膝盖微屈，以吸收跳跃时的震荡力，减少对关节的损伤。

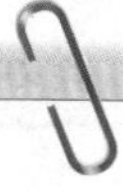

7.跳绳前后要做好拉伸运动，能使肌肉分布均匀，可以防止出现“萝卜腿”。

8.跳绳时可采用快慢交替的方法，比如以每分钟跳150~180个的速度快跳1分钟，再以每分钟跳90~100个的速度慢跳1分钟。这样快慢交替，更有利于减脂和改善心肺功能。

## 艾灸、按摩帮你调理内分泌

内分泌与女性健康有着密不可分的关系，内分泌失调更是女性疾病中较为常见的症状。它不是单纯的一种病，也不会立刻对人体产生多大伤害，却是女性很多种疾病的病根，说是“万病之源”也毫不夸张。

中医认为，内分泌失调多是机体阴阳失调的结果。女性在经、孕、产等特殊生理过程中，易受到风、寒、暑、湿、热等外邪的侵害，导致气机不调、气血不和、阴阳失调，从而导致女性内分泌失调。

一般来说，女性的内分泌失调多偏向阴虚，由气血瘀滞造成。女性若常常肝气郁结、暴怒伤肝、思虑伤脾、惊恐伤肾，都可能使气机逆乱、气滞血瘀。因此，内分泌失调很适合用艾灸和按摩手法调理。

艾灸可使女性气血通畅，精血滋养全身，促进血液循环，调整阴阳，改善气滞血瘀。

按摩则通过刺激穴位，促进人体血液循环、疏通淋巴循环，排出废弃物，还能大量消耗和祛除血管壁的脂类物质，扩张毛细血管，改善微循环，减轻心脏负担，消除疲劳，缓解紧张，舒经活络，增强抵抗力，保持良好的精神状态。

下面介绍一些对调理女性内分泌较为有效的常用穴位。

## 涌泉穴

涌泉穴位于足底部，蜷足时足前部凹陷处，约当足底第二、三趾趾缝纹头端与足跟连线的前 1/3 与后 2/3 交点上。取穴方法很简单，当我们弯曲脚趾时足底前部出现的凹陷处就是涌泉穴。该穴位有滋阴益肾、平肝熄风的功效。

**按摩方法：**用拇指指腹或手掌来回推按穴位，用同样的方法按摩另一侧穴位，按摩约100次，以有热感为度。

**艾灸方法：**用艾条温和灸法灸治两侧涌泉穴各10~15分钟。

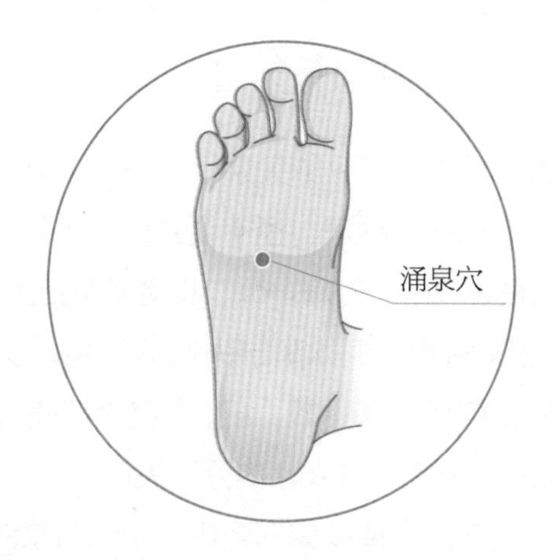


## 太冲穴

太冲穴是肝经的腧穴和原穴，也是肝经在人体足部上的一个重要穴位，位于足背侧第一、二跖骨结合部的凹陷处。经常按摩太冲穴可缓解头痛、眩晕、月经不调等症状，可疏肝解郁、平肝清热、舒肝养血。

**按摩方法：**坐位，两腿并拢屈曲，拇指置于穴位上，用拇指的指腹按揉穴位3~5分钟，以出现酸痛感为宜。如有痛感则可以延长按摩的时间，但要注意控制力道，以防出现皮下瘀血。

**艾灸方法：**坐姿，将足稍往前靠，用艾条以回旋灸法灸治太冲穴10~15分钟，至皮肤潮红发热为宜。

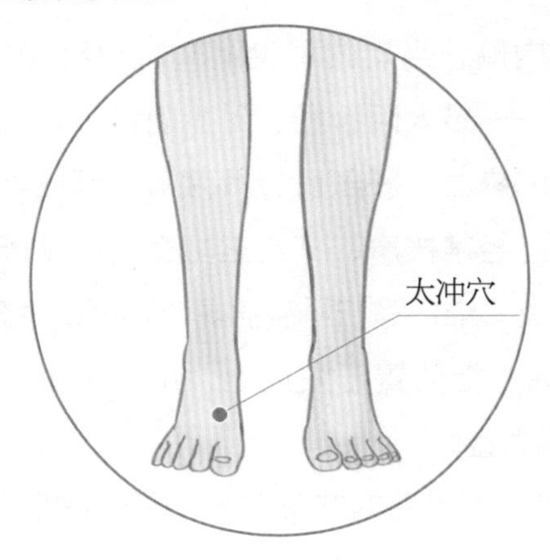


## 照海穴

照海穴位于足部内踝正下凹陷处。经常按摩、艾灸此穴位可缓解目赤肿痛、月经不调、痛经、赤白带下、阴痒、失眠等症状，可以滋阴清热、宁神利咽。

**按摩方法：**用拇指指腹按揉穴位3分钟，以出现酸痛感为宜。

**艾灸方法：**用艾条温和灸，灸至局部温热、出现红晕为度。

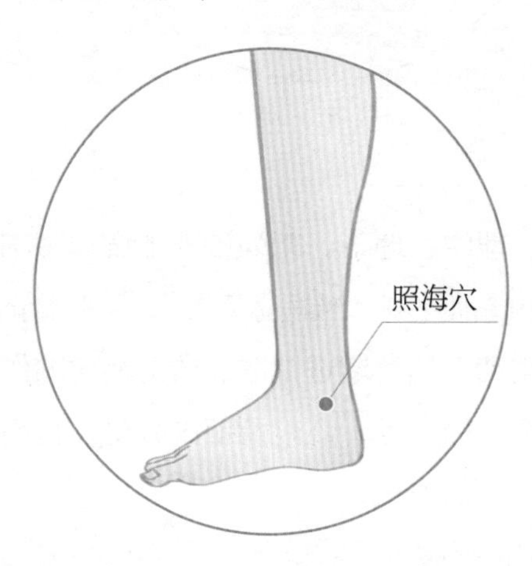

## 三阴交穴

三阴交穴位于小腿内侧，当足内踝尖上3寸，胫骨内侧缘后方。三阴交是指足部的三条阴经——足太阴脾经、足少阴肾经以及足厥阴肝经在此处交汇。这三条阴经是脾统血、肝藏血、肾藏精，因此对于女性而言，这是一个非常重要的穴位。经常按摩、艾灸三阴交，可以调补肝肾、行气活血，对月经失调、 阴道炎、难产等妇科疾病具有很好的预防和治疗作用。

**按摩方法：**拇指弯曲，指头置于穴位上，用指尖垂直按压穴位3~5分钟，以出现较强的酸痛感为宜。

**艾灸方法：**屈膝正坐，取燃着的艾条在手，燃头对准三阴交穴，以感受温热为度。注意燃头不要直接接触皮肤，以免烫伤。

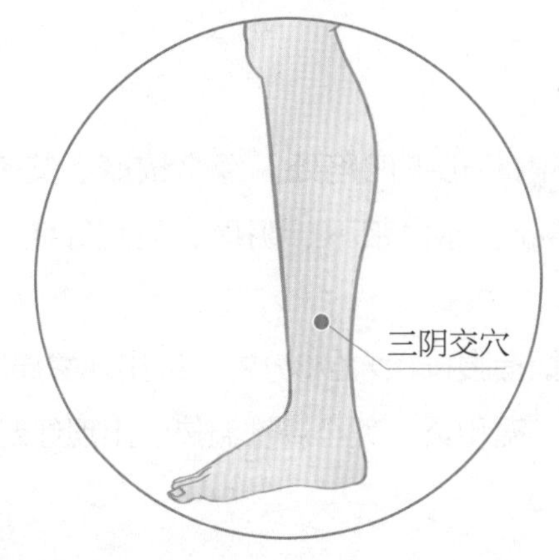


## 足三里穴

“三里”是指理上、理中、理下，意为该穴能调理腹部上、中、下三部位的病症。足三里位于小腿前外侧，当犊鼻下3寸，距胫骨前缘一横指。常按摩该穴位，能促进胃肠蠕动，具有增进食欲、帮助消化的作用，可预防治疗胃炎、月经不调、乳腺炎、痛经等，还能调节内分泌，提高人体免疫力，是女性养生保健的常用重要穴位之一。

**按摩方法：**用食、中指指腹置于穴位上，垂直用力按揉穴位3分钟，至出现酸、胀、痛、麻的感觉为宜。

**艾灸方法：**可用隔姜灸，将生姜切片并扎数个孔置于足三里穴处，艾炷置于其上点燃施灸，以局部皮肤出现轻度红晕为度。

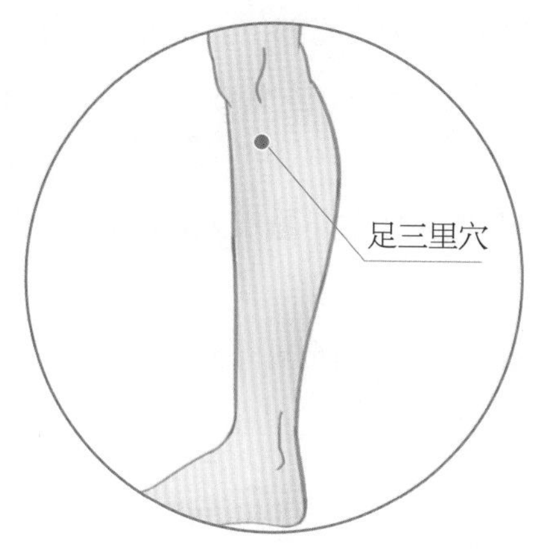


## 蠡沟穴

蠡沟穴位于小腿内侧，当足内踝尖上5寸，胫骨内侧面的中央。按摩蠡沟穴能疏肝理气、调经止带，可缓解月经不调、子宫内膜炎、子宫脱垂等症状。

**按摩方法：**用食指、中指指腹置于穴位上，垂直用力按揉穴位3分钟，至出现酸、胀、痛、麻的感觉为宜。

**艾灸方法：**用艾条回旋灸法灸治两侧蠡沟各10~15分钟，灸至局部温热为度。

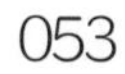

## 太溪穴

太溪穴位于足内侧，内脚踝后方与脚跟骨筋腱之间的凹陷处。该穴位是肾经的原穴，是肾脏元气聚集的部位。按摩、艾灸太溪穴可滋阴益肾，壮阳强腰，缓解牙痛、手脚冰凉、女性生理期不适、精力不济、手脚无力等症状。

**按摩方法：**用拇指指腹从上往下推按穴位3分钟，以同样的方法按摩另一侧穴位，以出现胀痛感为宜。

**艾灸方法：**用艾条温和灸，灸至局部温热、出现红晕为度，每日1次，每次10~20分钟，10次为1个疗程。

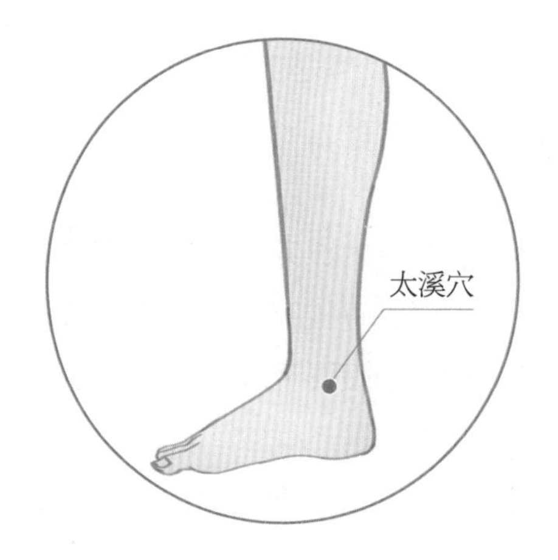


## 肾俞穴

肾俞穴位于腰部，第二腰椎棘突下旁开 1.5寸处，即左右二指宽处，是肾的背俞穴，与肾脏的功能密切相关，对女性生长、发育、生殖起着决定性的作用。常按摩肾俞穴可促进人体激素的分泌，提高肾脏功能，有利于提高性能力。

**按摩方法：**两手的拇指按于肾俞穴，其他四指包住腰部，以指腹用力按揉2分钟，以出现酸、胀、痛的感觉为宜。

**艾灸方法：**卧位，施灸者手持点燃的艾条，将燃头对准穴位所在位置，距离皮肤2~3厘米，灸至局部温热、出现红晕为度。亦可用艾灸盒自我灸治。

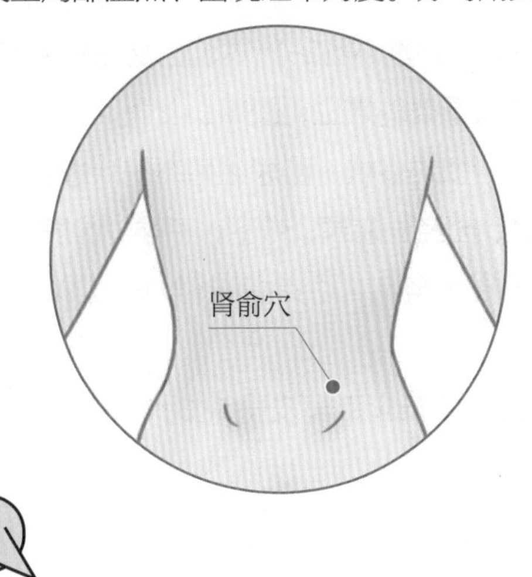


## 关元俞穴

关元俞穴位于腰部，当第五腰椎棘突下旁开 1.5寸处，所对应的部位为脐下的关元穴。按摩、艾灸该穴位可培补元气、调理下焦，对女性的慢性盆腔炎、痛经、腰痛等病症有不错疗效。

**按摩方法：**握拳，用指节按揉穴位3分钟，以出现酸、胀、痛的感觉为宜。

**艾灸方法：**将艾条燃头对准关元俞穴所在位置，距离皮肤2~3厘米，或以人体耐受度为准，灸至局部温热、出现红晕为度。

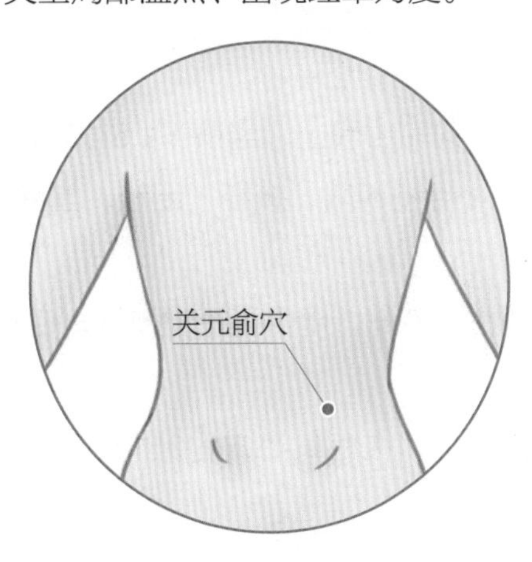

## 关元穴

关元穴位于脐下3寸处，是小肠的募穴，也是任脉和脾经、肝经和肾经的交会穴，是任脉上一个很重要的穴位，按摩、艾灸此穴，可培元固本、补益下焦的功效。凡是有元气亏损的症状、泌尿生殖系统疾患，均可按摩此穴位，对女性的月经不调、痛经、闭经、崩漏、带下、不孕、盆腔炎等均有不错疗效。

**按摩方法：**双手放在小腹上，中指指腹用力按揉穴位3分钟，以出现酸胀的感觉为宜。

**艾灸方法：**温和灸，艾条应距离皮肤2~3厘米施灸5~10分钟，以局部感觉温热而不灼痛为宜。

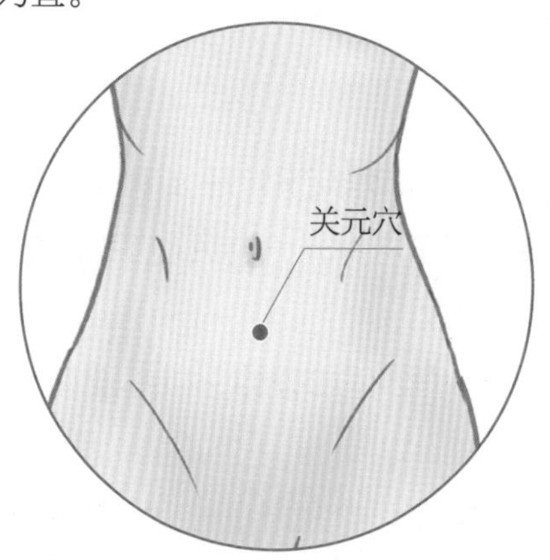


## 气海穴

气海穴位于下腹部，前正中线上，当脐下1.5寸处，按摩、艾灸此穴，可益气助阳、调经固经，对月经不调、痛经、闭经、崩漏、带下等妇科疾病有很好的治疗效果。

**按摩方法：**双手放在脐下部，用中指指腹按揉穴位3分钟，以出现酸胀的感觉为宜。

**艾灸方法：**艾条温和灸，在距气海穴约3厘米处施灸5~10分钟，以灸至局部稍有红晕为度。

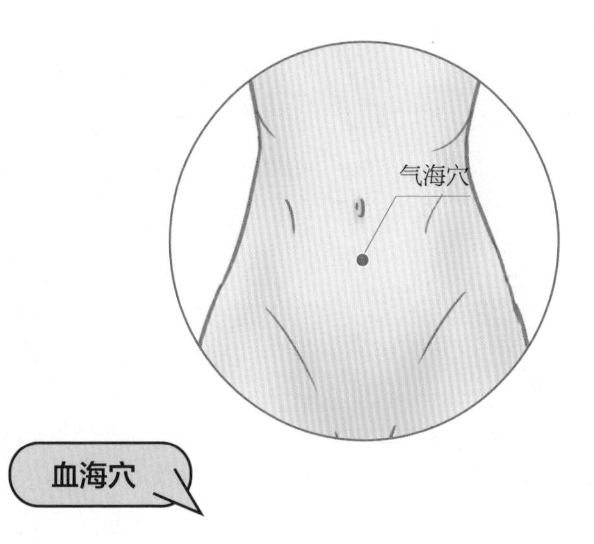


## 血海穴

血海穴位于在大腿内侧，髌骨内侧端上 2寸，当股四头肌内侧头的隆起处，取穴时可正坐屈膝。本穴为脾经所生之血的聚集之处。女子月经多与血密切相关，血虚、血瘀都可以引起月经不调等妇科疾病。而按摩或艾灸血海穴可以调经统血、调摄血液，所以能治疗与月经相关的疾病以及其他妇科病。

**按摩方法：**用拇指指腹置于穴位上，用力按揉穴位3分钟，以出现酸胀感为宜。

**艾灸方法：**取燃着的艾条在手，燃头对准血海穴灸治5分钟，以感受温热为度。注意燃头不要直接接触皮肤，以免烫伤。

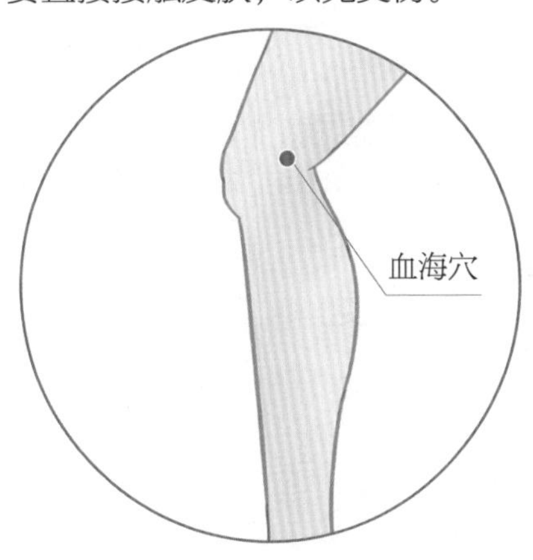

# 增强免疫力

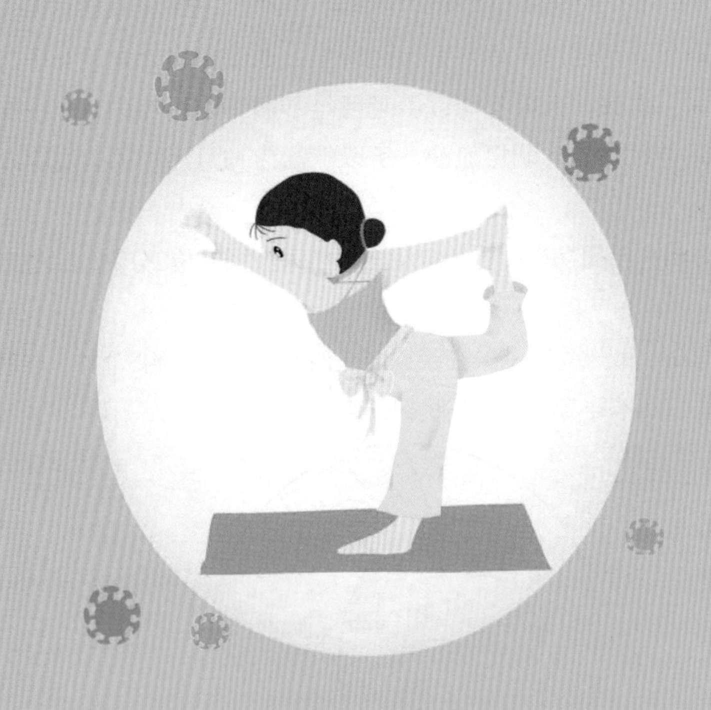

03

# 补气养血，女人永远年轻的法宝

《黄帝内经·素问》中记载：“人之所有者，血与气耳。”女人以血主事，气血更是养命之本。如果气血虚亏，就会代谢失调，毒素堆积，形体失养、面色枯萎、皮肤松弛，内分泌失调，从而出现早衰。为了美丽与健康，从现在开始，请重视调养你的气血吧！

# 何谓**气血**

## 什么是“气”

气是维持人体生命活动的根本物质，对人体具有调控、温煦、防御、固摄、气化、营养等多种生理功能。我国明代著名医学家张景岳说：“夫生化之道，以气为本，天地万物，莫不由之……人之有生，全赖此气。”《黄帝内经》有云：“在天为气，在地成形，形气相感而化生万物矣。”气是运行在人体内的一种精微物质，是人体生命活动的根本，万物赖气而生化和存在。只要气运行不息，就一直推动和调控着人体内的新陈代谢，维系着人体的生命进程；气若运行停止，则意味着生命的终止。

我们常说的“气虚”，就是说人体脏腑功能衰退，抗病能力差。气虚则畏寒肢冷、自汗、头晕耳鸣、精神萎靡、疲倦无力、心悸气短、发育迟缓。

由于气的功能表现不同，于人体整体而言，又有各种不同的名称，主要分为元气、宗气、卫气、营气、中气五大方面。

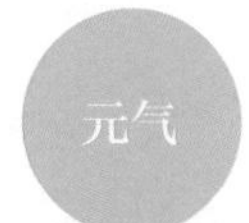


元气即先天之气，是生命活动的原动力，主要由先天之精化生而来，有激发和推动脏腑功能活动的作用。人们常说的“元气伤了”，即说明人的根本之气伤了。

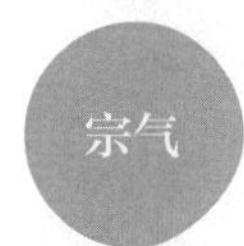


宗气是由肺吸入的自然界的清气和由脾胃运化得来的水谷精气在胸中结合而成，人体的呼吸、声音、语言的强弱，以及气血的运行、肢体寒温和活动能力等均与宗气的盛衰相关。

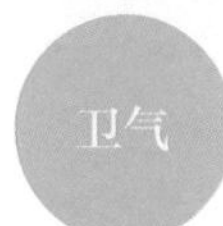


卫气是肾中阳气，必须依赖于中焦脾胃化生水谷精微的不断充养，才能发挥其作用，同时还必须依靠肺气的宣发。卫气的主要功能是温煦脏腑、润泽皮毛、保卫肌表、抵御外邪、调节体温。

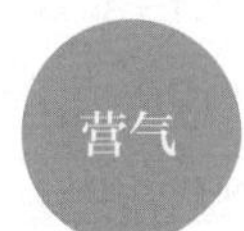


营气主要由脾胃运化的水谷精微所化生，是水谷之气中比较精莹而富有营养的物质。营气在经脉之中，是血液的重要组成部分，营运于全身而发挥其营养作用。

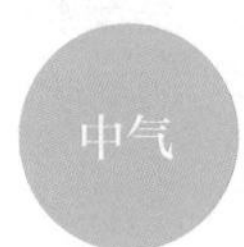


中气泛指中焦脾胃之气和脾胃等脏腑对饮食的消化运输、升清降浊等生理功能。脾胃之气主管人体的消化吸收功能，一个主收纳、消磨，一个主运化，两者配合密切，即中焦之气。

气从人体局部而言，又分为五脏之气、经络之气、六腑之气等。五脏之气主要概括了五脏的各自功能，如心气主要推动血液循环，脾气主管人体的吸收消化，肝气能贮藏血液、主疏泄，肺气主呼吸之气，即“肺主气，司呼吸”。经络之气即经气，指运行于经脉中的气，亦称脉气，是先、后天精气的结合物，而运行、输布全身。六腑之气则包括了胃气、胆气等，又各具有自己的功能。

## 什么是“血”

《黄帝内经·素问》中记载：“人之所有者，血与气耳。”血，即人体血液，循行于脉中而富有营养的红色液态物质，也是构成人体和维持人体生命活动的基本物质之一，是人体生命活动的根本保证，具有很强的濡养、化神作用。

脉又称为“血府”，是血液运行的管道，起着约束血液运行的作用。血液在脉中才能循行于全身，内至脏腑，外达肢节，周而复始，才能为脏腑、经络、形体等人体生理构造提供营养物质。血液若在脉中运行涩滞或停积不行，则成瘀血。血液若不在脉中运行而溢出脉外，则形成出血，称为“离经之血”。离经之血若不能及时排出或消散，则演变为瘀血。离经之血及瘀血均失去了血液的正常生理功能。

人体的任何部位如果缺少了血液的供养，正常生理活动和组织结构都会受到影响，失血严重者会危及生命。

血调养着脏腑、形体、经络和骨窍，血气足则形体健，面色红润、皮肤光滑、毛发润泽、关节灵活。血液还影响着人的面貌。血气足则神清气爽、思维敏捷；血不足则精神恍惚、心悸不安、面色萎黄、皮肤干燥、毛发枯萎、视物模糊等。

## “气”与“血”的关系

气与血是人体内的两大基本物质，在人体生命活动中起着非常重要的作用。

气是血液生成和运行的动力，血是气的物质基础和载体，故有“气为血之帅，血为气之母”之说。气为血之帅，主要指气能生血、气能行血、气能摄血三个方面；血为气之母，主要指血能养气和血能载气两个方面。

## 经络与气血的关系

经络是人体气血运行的通道，也是脏腑组织与四肢百骸联系的桥梁。

经络内通脏腑、外联体表，只有得到气血的濡养，才能养机体、润筋骨、利关节，完成正常的生理功能。而四通八达的人体经络又可以将气血输送到全身各个部位，起到运行气血、濡养身体的作用，促使人体各项生命活动的正常进行。

只有人体经络畅通，才能保证气血旺盛、阴阳协调，传递信息到人体各部。当人体出现气血不足时，经络也会将身体疾病的信号反映出来。

# 女性气血不足的**表现与原因**

## 气血不足的表现

气能推动血液运行，血可以运载气，气血是相互滋生依赖的关系，气虚则血少，血少则气虚，因此一般说的气血不足，就是指既气虚又血虚。女性如果气血不足又有哪些表现呢？

女性气虚，则提示脏腑功能衰退，抗病能力差，主要表现为肢体畏寒怕冷、自汗、头晕耳鸣、精神萎靡、疲倦无力、少气懒言、心悸气短等；女性血虚，可见面色无华萎黄、皮肤干燥、毛发枯萎、指甲干裂、视物模糊、手足麻木、失眠多梦、健忘心悸等。

女人若气血不畅，皮肤就会因为缺少营养的滋润而变得粗糙、松弛；若气滞血瘀，引起代谢问题，就会使皮肤的色素沉着，出现色斑。

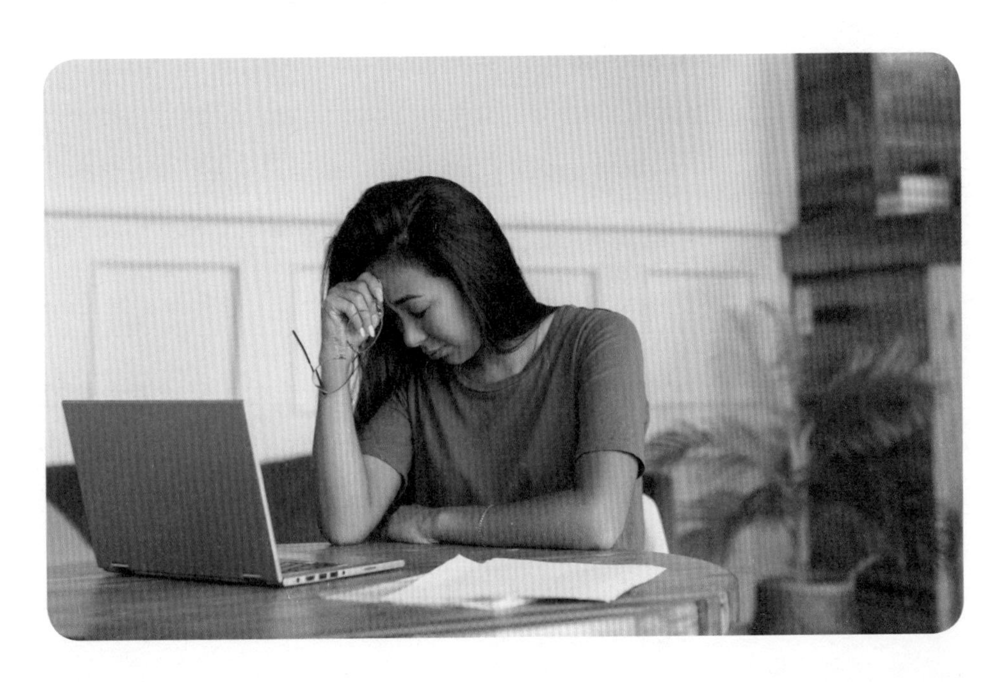

## 气血不足的原因

女性出现气血不足，可能是由久病不愈、饮食不当、脾胃虚弱、失血过多等原因引起的。不管是哪种原因，都要积极调治，维持体内气血运行充足，才能让人的气色越来越好。

**身体虚弱，久病不愈**

气血两亏多由久病不愈，耗伤气血，或先有血虚无以化气所致。如果患者经历过大手术或处于产后恢复期等情况，都可能造成气血比正常人差，从而出现气血不足。

**脾胃肝脏虚弱**

气血不足通常主要与脾胃、肝脏有着密切关系。如果女性长期有着不良的生活习惯或者饮食习惯，对脾胃、肝脏等造成一定损伤，影响消化吸收，久而久之就会出现脾胃虚寒、肝气瘀滞、营养不良等症状，久则出现气血不足。

**长期内分泌失调**

如果女性因长时间熬夜、精神压力大，常常紧张、焦虑，过于劳累，就会导致内分泌紊乱，从而出现气血不足的情况。

**慢性失血**

如果女性受到外伤或产后大出血，又或者女性短时间内月经量突然增多，或患有溃疡病、痔疮出血等情况，这时机体的供血功能出现下降，也有可能造成气血不足。

# 如何知道自己**气血的盈亏**

气血之于女性的重要性不言而喻，女人的健康和美丽都要靠气血来滋养。那么，应该如何辨别自己气血的盈亏呢？我们可以通过观察自己的眼睛、头发、指甲、面色等方面来辨别。

## 眼睛——肝脏气血的重要表现

气血“看眼睛”，实际上是观察眼白的颜色，以及光泽和清澈度。如果眼睛看上去清澈明亮、炯炯有神，说明自己的气血比较充足；如果眼白浑浊、发黄，有血丝，同时有眼袋、黑眼圈明显，眼干、眼皮沉重，都说明自己气血不足，处于亚健康状态。

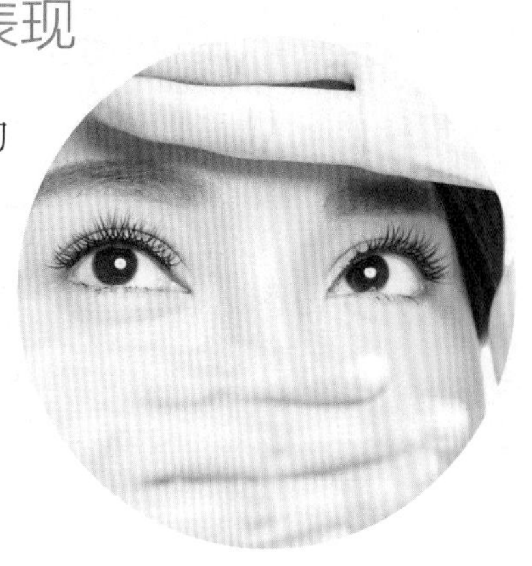

**眼睛各种症状与气血的对应关系：**

- 眼白浑浊、发黄，表明肝脏气血不足。
- 眼睛上有红色斑点，表明血液流通不畅。
- 眼袋很大，表明脾虚。
- 眼眶周围发黑，表明肾阳气不足，水液代谢功能障碍。
- 眼睛干涩、眼皮沉重，表明气血不足。
- 眼累，喜欢闭目养神，表明气血不足，肝功能不好。
- 两眼呆滞，晦暗无光，表明气血衰竭，身体健康严重受损。

## 面色——气血的“晴雨表”

俗话说，面色是气血的“晴雨表”，面部色泽就是人体气血的反映。如何从脸上看一个人的气血好不好呢？我们可以主要看面色的光泽、弹性和皱纹。

**面色与气血的对应关系：**

- 面部皮肤白里透红、有光泽、有弹性、无皱纹、无斑，则表明肺部气血充足；反之，若面部皮肤粗糙、无光泽，发暗、发黄、发白、发青、发红，则表明气弱血虚。
- 面色长斑，表明气滞血瘀，身体状况不佳。
- 面色萎黄憔悴，无弹性，则表明脾胃气虚，营养不良。
- 面色发青，表明经脉阻滞，气血不通，肝脏不好。
- 面色苍白，则是气血虚弱，阳气不足。

## 头发——发为血之余

中医认为“发为血之余”，头发是人体血液的延续，生长源于气血的滋养。气血旺盛则头发生长正常，润泽有光；若气血虚亏，则不能上达头部，而致生长缓慢、干枯、发白、易脱落。

肾气是头发生长与润泽的养料。人在七八岁时因肾气盛而“发长”，到了三十岁左右因肾气实而“发长极”，四十岁左右则因气血渐虚而“发始堕”，五十岁以后会因肾气衰而“发始白”。

观察一个人的气血盈亏，可以从头发的疏密、润燥、泽枯、韧脆等状态看出。

**头发与气血的对应关系：**

- 头发乌黑、靓丽、浓密，表明气血充盈，肝肾气充足。
- 头发干枯、发白、发黄、开叉，表明气血失常。
- 头发大量脱落、稀疏，警惕气血亏损严重。
- 头发容易出油，表明脾胃虚弱。
- 头发早白，表明肝血、肾气衰落。
- 少年白头，性格暴躁，则肝郁血热；伴有耳鸣、睡眠不足，则肾气不足。

## 舌苔—— 内脏器官的一面镜子

舌苔是人体内脏器官的一面镜子。中医讲“舌为心之苗，又为脾胃之外候”，人体气血与五脏六腑的变化，都与舌苔有着密切的关系。

**舌苔与气血的对应关系：**

- 舌尖很红，说明心火重。
- 舌质色淡红，乏力寡言，多气血不足。
- 舌苔发白，畏寒体冷，手脚冰凉，多阳气不足、气血不佳。
- 舌质绛红，睡眠不好，心烦多汗，多阴虚内热。
- 舌头胖大，舌边有齿痕，说明脾胃运化不好。
- 舌体瘦小，一般有虚证。

## 指甲——脏腑气血的外荣

指甲是脏腑气血的外荣，其颜色和形状就能反映出一个人的气血是否充足。

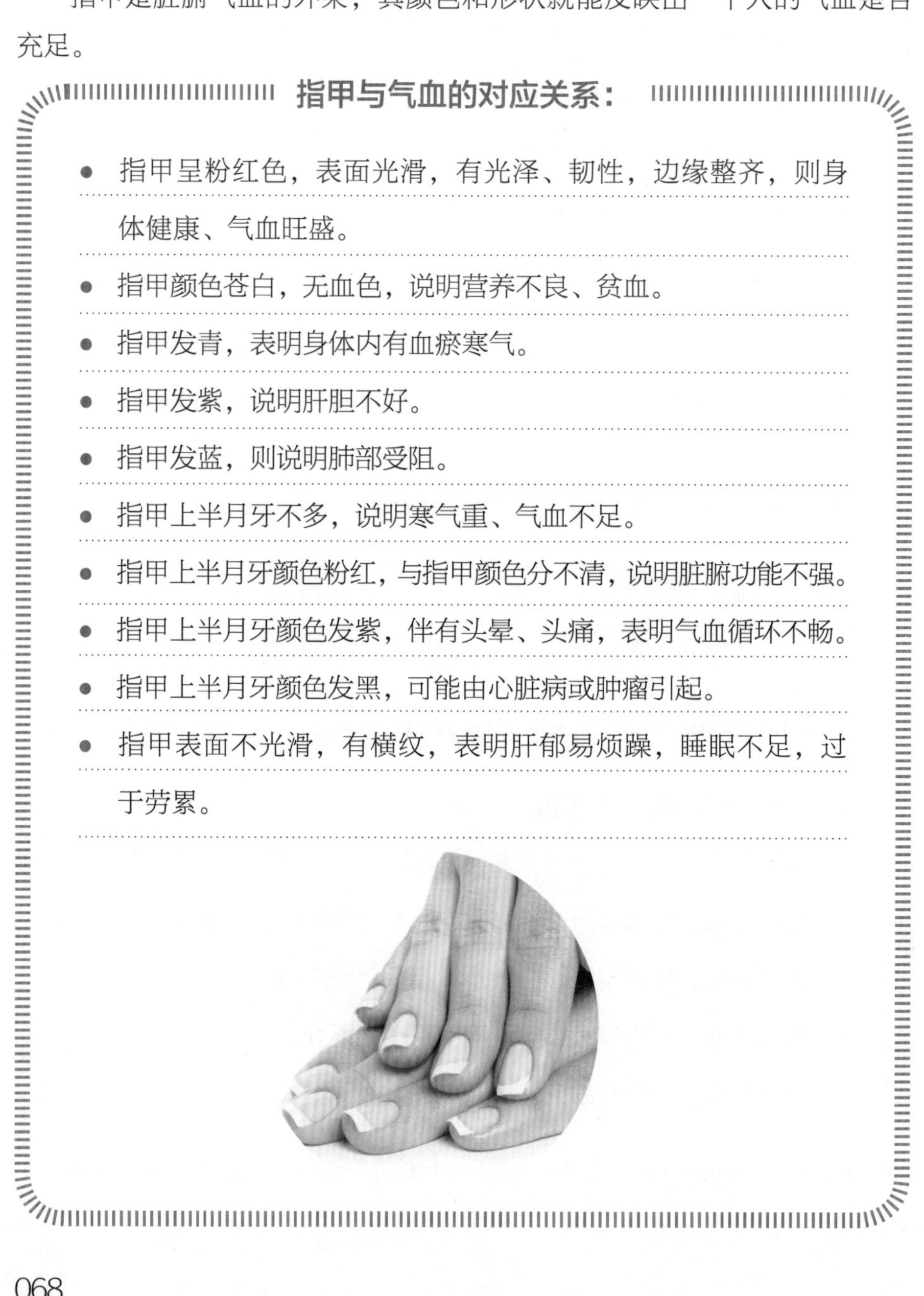

**指甲与气血的对应关系：**

- 指甲呈粉红色，表面光滑，有光泽、韧性，边缘整齐，则身体健康、气血旺盛。
- 指甲颜色苍白，无血色，说明营养不良、贫血。
- 指甲发青，表明身体内有血瘀寒气。
- 指甲发紫，说明肝胆不好。
- 指甲发蓝，则说明肺部受阻。
- 指甲上半月牙不多，说明寒气重、气血不足。
- 指甲上半月牙颜色粉红，与指甲颜色分不清，说明脏腑功能不强。
- 指甲上半月牙颜色发紫，伴有头晕、头痛，表明气血循环不畅。
- 指甲上半月牙颜色发黑，可能由心脏病或肿瘤引起。
- 指甲表面不光滑，有横纹，表明肝郁易烦躁，睡眠不足，过于劳累。

# 运动活血，让你的气血更流畅

中医认为，“动则生阳，静则生阴”，适当运动能通经活络、舒畅气血、延缓衰老。

女性若长期久坐不动，缺乏运动锻炼，会使血液循环缓慢，从而影响气血。气血虚的人，常常气短乏力，很容易疲累，不适合进行高强度的运动锻炼。下面给大家介绍几种温和有效的运动方式来提升气血。

## 拉伸，拉筋通络可以养气通血

俗话说“筋长一寸，寿延十年”，我们日常做一些拉伸锻炼，可以调节身体状态，疏通人体经络，提升气血，改善失眠、心悸疲劳、胸闷、畏寒、下肢水肿等症状，还可以达到减肥塑体的效果。

### ●双臂后拉伸

操作方式：

自然站立，腰背挺直，双手背后十指交叉，尽量往上伸举，保持 20~30 秒，每组练习 3~5 次，可做多组。

运动 Tips

拉伸时可以感受手臂、颈肩的拉伸，后背肌肉的收紧，胸部的扩张。注意不要低头，目视前方，双臂尽量向上、向后拉伸。

### ● 侧腰弯曲拉伸

操作方式：

- 自然站立，双腿分开与肩同宽。右手叉腰，左臂抬起举过头顶，带动上半身缓慢向右侧弯曲，保持 20~30 秒。
- 左右练习为一组，每组练习 4~6 次，可做多组。

运动 Tips

拉伸时，感受腰部左侧肌肉的拉伸，注意头颈肩背等整个上半身在弯曲时尽量在一个平面上，避免前后倾斜。

### ● 颈部侧屈拉伸

操作方式：

- 自然站立，腰背挺直，双肩放松，两臂自然垂放于身体两侧。将头颈缓慢地朝向左侧拉伸，保持20~30 秒。
- 头颈回正，再朝向右侧拉伸，保持 20~30 秒。
- 左右两侧拉伸为一组动作，每组练习 5~8 次，每天早晚或颈部不适时可做多组练习。

运动 Tips

感受颈肩部的拉伸，注意双肩要始终保持一条直线，不要含胸驼背。

● **大腿下压拉伸**

操作方式：

站位，腰部下沉，右腿向前伸出弯曲，右侧大腿与小腿尽量垂直，左腿向后伸展，左腿膝盖以下贴地，左右腿尽量打开幅度大一些，双手放在臀部两侧，保持 20~30 秒。左右练习为一组，每天可做多组。

运动 Tips

感受大腿根部的拉伸，注意腰背尽量挺直。向前伸的大腿与地面平行，与小腿垂直， 后伸的小腿不要离开地面。

## 瑜伽，凝神静心让气血更畅通

长期练习瑜伽的人，能够摒弃身体的不适，放松精神，伸展全身，可以缓解工作与生活带来的紧张与疲劳感，还可以疏通经络、塑形美体，使气血运行畅通，起到强身健体的作用。

瑜伽强调动静结合，动作和呼吸为动，冥想为静，练习瑜伽时不仅要关注体式、控制呼吸，还要注重冥想。下面给大家介绍一个瑜伽初级入门体式。

### ● 拜日式体位

又称太阳致敬式，是瑜伽体位练习的初级入门方法，由12个姿势组成，一般用于热身，可舒展身体、平和内心。

**祈祷式** 自然站立，双腿伸直并拢，腰背挺直，双肩放松，双手于胸前合十，目视前方，自然呼吸。保持 5~10 秒。

**展臂式** 吸气，伸直双臂上举过头顶，边呼气边带动脊柱向后缓慢弯曲到极限位置， 双腿依然绷直。保持 5~10 秒。

**前屈式** 吸气，上身回正，深呼气，双臂带动身体向前弯曲，背部挺直，双手放于双脚两侧，双掌尽量去触及地面，脸部靠近小腿处。保持 5~10 秒。

**骑马式** 吸气，上身抬起，然后屈膝，右脚向后踏出一大步，右膝盖以下小腿、脚背全部贴地，左小腿保持与地面垂直。呼气，脊柱向后弯曲，挺胸，双手放在身体两侧，尽量用指尖去触碰地面。保持 5~10 秒。

**斜板式** 吸气，身体前倾，双臂与肩同宽放于两侧。呼气，左脚向后收回与右脚并拢， 两手撑起身体，头颈、背部、臀部、腿部呈一条平行线，身体成斜板状。保持 10~30 秒。

**蛇击式** 呼气，慢慢弯曲手肘，臀部、胸部下压，双膝以下、胸部、下巴都贴地。保持 5~10 秒。

**眼镜蛇式** 吸气，臀部下压，双腿伸直，均贴在地面上，两手撑地挺直，头部带动上半身向上伸展，不要耸肩。保持 5~10 秒。

**顶峰式** 吸气，双脚贴地打开与肩宽，臀部抬起，伸直膝盖，肩背向下压， 尾骨转向天空的方向，尽量将额头和双脚脚后跟着地。保持 5~10 秒。

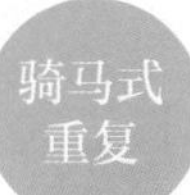


换另一侧腿，吸气，抬头，右腿向前迈一大步，右小腿与地面垂直。左腿向后，膝盖以下着地，呼气，胯部下沉，脊柱向后弯曲，挺胸，双手放在身体两侧，尽量用指尖去触碰地面。保持 5~10 秒。

**前屈式重复**

深呼气，双臂带动身体向前弯曲，背部挺直，双手放于双脚两侧，双掌尽量去接触地面，脸部靠近小腿处。保持 5~10 秒。

**展臂式重复**

吸气，抬头，伸直双臂上举过头顶，边呼气边带动脊柱向后缓慢弯曲到极限位置，双腿依然绷直。保持 5~10 秒。

**祈祷式重复**

吸气，手臂向前带动上身恢复正中体位，边呼气边将双手合十放回胸前。腰背挺直，双肩放松，手肘不要下垂，目视前方，自然呼吸。保持10~30秒。

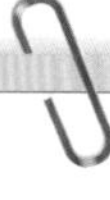

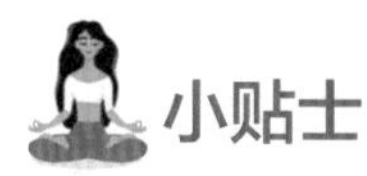


练习瑜伽时，保持自然、平稳、深长的呼吸即可，感受全身的拉伸和激活，体会内心的安宁。

随着年龄的增长，女性体内雌激素也会逐渐减少，出现内分泌失调后，女性在情绪、肤色、月经等方面都会受到影响。如果能够每天坚持运动，可以有效加强血液循环，调节身体的激素水平，并延缓衰老、改善体质、纠正内分泌失调。

## 太极，平衡阴阳让气血更充沛

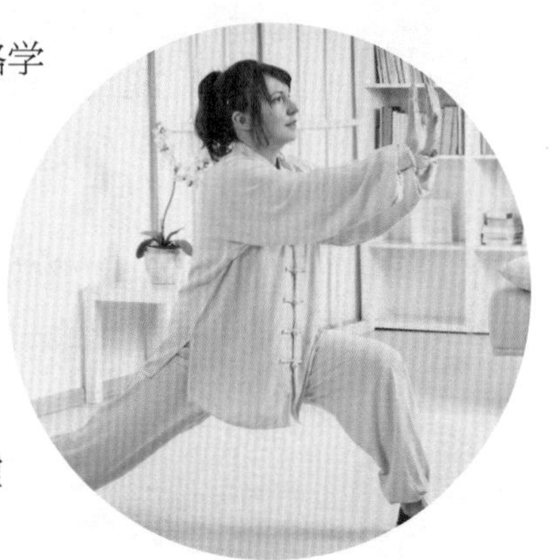

太极是依据阴阳五行变化，结合中医经络学及道家导引、吐纳，综合创造的一套具有阴阳性质、符合人体结构、大自然运转规律的拳术。它结合了武术的手、眼、身、法、步，是精、气、神、血、功的内外兼修，能平衡人体阴阳，使人体气血运行顺畅，并且不会因为练习时间过长而感觉疲劳，特别适合气虚血亏的中老年女性。

太极离不开阴阳，拳中表现为上下、里外、大小、虚实、开合、刚柔、快慢等运动，练拳时要精神内守、松柔调息、圆活自然、疏导循环、呼吸顺达、气沉丹田。通过练太极，能使内气充盈，使虚者强之、郁者通之、逆者顺之、陷者升之，从而达到治病养身的目的。

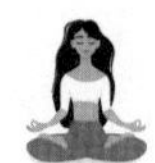

### 太极小贴士

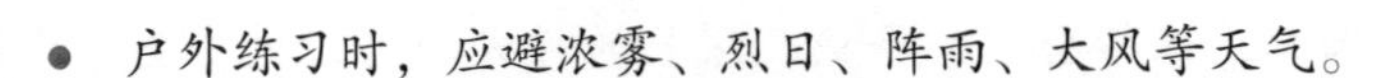

- 户外练习时，应避浓雾、烈日、阵雨、大风等天气。
- 饥饿时和饱餐后都不宜练太极拳。饥饿状态下容易伤气，饱腹则会伤胃，建议用餐后一小时后练拳。
- 练拳时衣服应穿得舒适得体，不要穿紧身衣服。
- 练拳后如觉口干舌燥，可以喝适量白开水，不宜短时间大量饮水。
- 练拳时，宜保持心静、意空、体松、身飞、柔缓、连绵、圆活、神通。

# 食疗养血，让你的气血更充盈

中医上讲，脾胃为后天之本、气血生化之源，我们日常吃的食物就是生成气血的“原料”。脾胃失调，气血不足，可以从日常饮食中调养，我们可以适当多吃一些富含“造血原料”的蛋白质、铁和钙元素，以及维生素$B_6$、维生素$B_{12}$等营养的食物，补益气血。

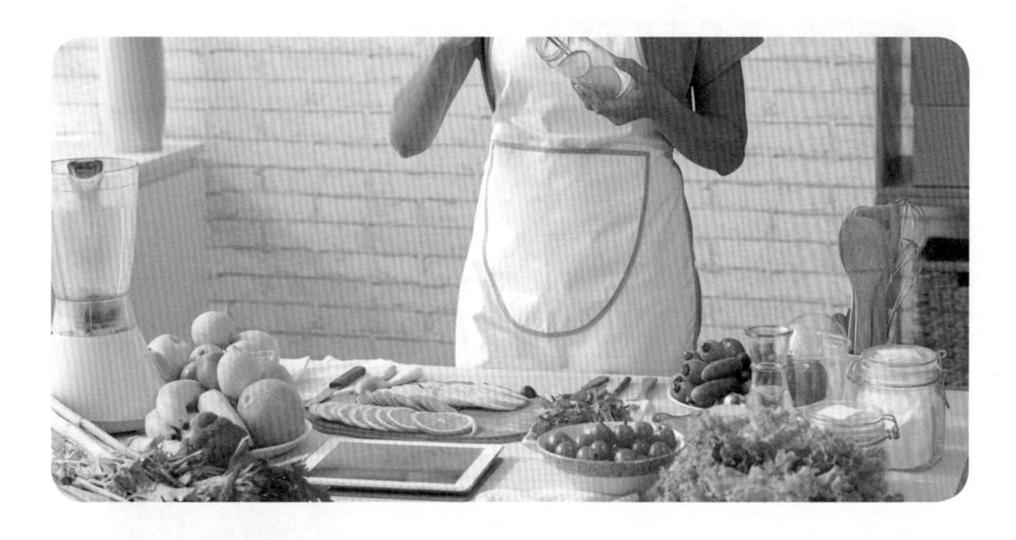

## 饮食养气血的禁忌

### ● 铁剂不宜和牛奶、茶一起吃

若正在服用铁剂，不可以和大量牛奶及茶一起食用，会影响铁剂的吸收。

### ● 餐后不宜饮用喝咖啡或茶

咖啡和茶中含有单宁酸，刚吃完饭就喝咖啡和茶，会与食物中的铁结合，影响吸收。若要喝这两种饮料，建议最好在饭后 2 小时饮用。

### 多吃含铁丰富的食物

瘦肉、蛋、鳝鱼、肝脏、猪血、鸭血等食物，铁的含量丰富。我们的身体对动物性食物中的铁元素吸收率远比植物性食物要高。

### 多食含铁丰富的蔬菜、豆类、谷类

红薯叶、菠菜、胡萝卜、木耳、海带、紫菜、芝麻、红豆、糙米等食物含铁丰富，还含有帮助制造红细胞的叶酸。

### 多吃维生素 C 丰富的食物

维生素 C 可以促进铁在肠道的吸收，在吃铁含量高的食物时，可以搭配维生素C丰富的柑橘类水果一起吃，可帮助铁的吸收。

## 常见的补气血食材

### 大枣 ——补中益气、养血生津

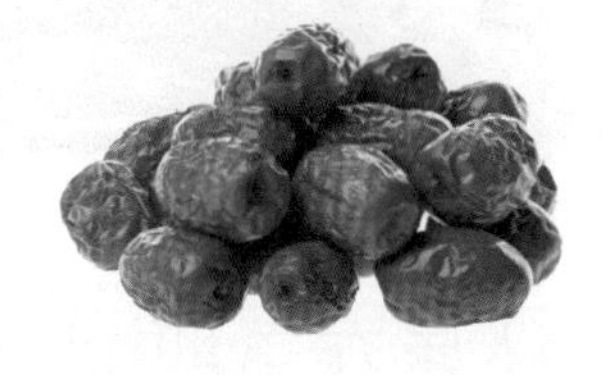

大枣含有丰富的维生素、果糖和各种氨基酸，性暖，可改善血液循环，能补中益气、养血生津。搭配桂圆，不但补血养气，还可以养颜美容。

### 桂圆 ——补血益气、养颜美容

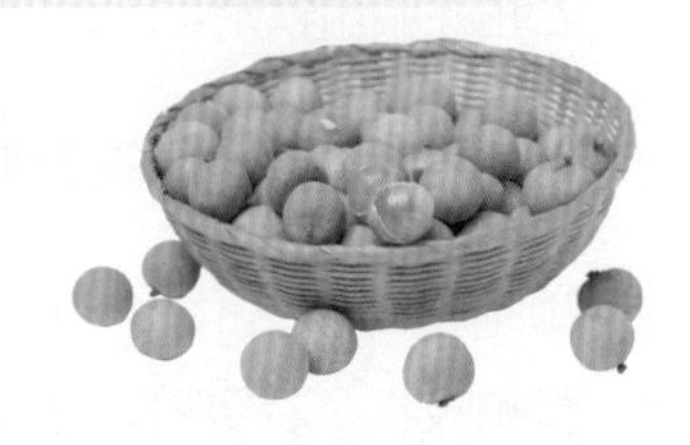

桂圆含有维生素的 A、B 族维生素以及葡萄糖和蔗糖等，还含有丰富的铁，具有补血益气、养心益智、养颜美容等功效，是颇佳的补血食物。

## 南瓜——富含补血营养元

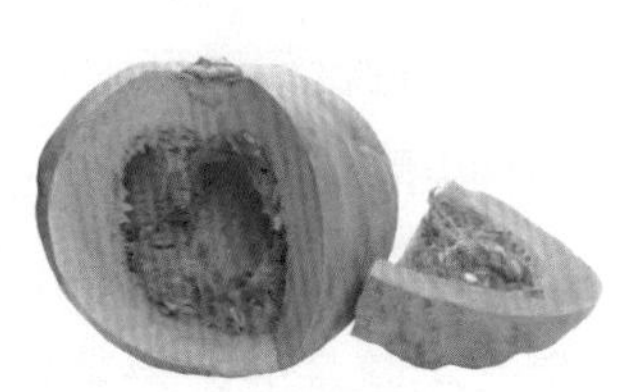

南瓜中富含植物性蛋白质、胡萝卜素、多种维生素以及钙、铁、锌、钴等矿物质，被清代名医赞誉为“补血之妙品”，还具有控制血糖、降低胆固醇、保护视力的功效。

钴是构成维生素$B_{12}$的重要成分之一，可以帮助血液中的红细胞正常运作；锌则会直接影响成熟红细胞的功能；铁则是制造血红蛋白的基本微量元素，全都是补血的优良营养素。

## 胡萝卜——润肠通便的“小人参”

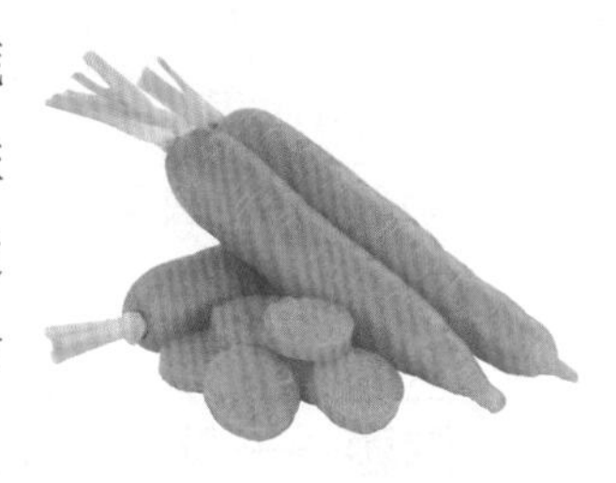

胡萝卜是一种质脆味美、营养丰富的家常蔬菜，含有丰富的β-胡萝卜素，对补血有极佳的益处。同时，它还含有丰富的膳食纤维，具有润肠通便、健脾化滞的功效，能够增强脾胃功能，促进食物消化，改善消化不良、便秘等症状。

## 桑葚干——水果中的“补血果”

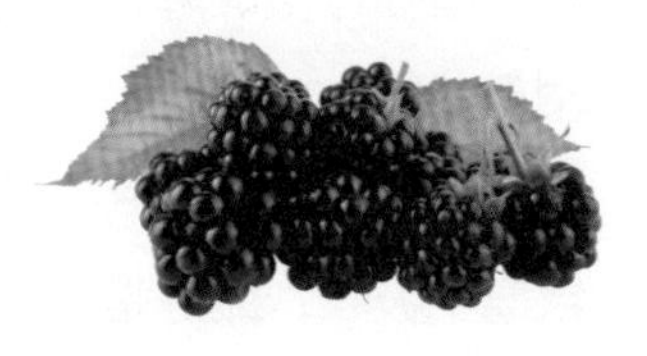

桑葚又叫桑果、桑枣，味甜汁多，是目前水果及其制品中含天然铁元素最丰富的。可以将桑葚干煮粥吃，每日食用一碗桑葚粥不但可以补血，还可以美容。但孕妇慎用。

## 葡萄——健脾和胃的滋补佳品

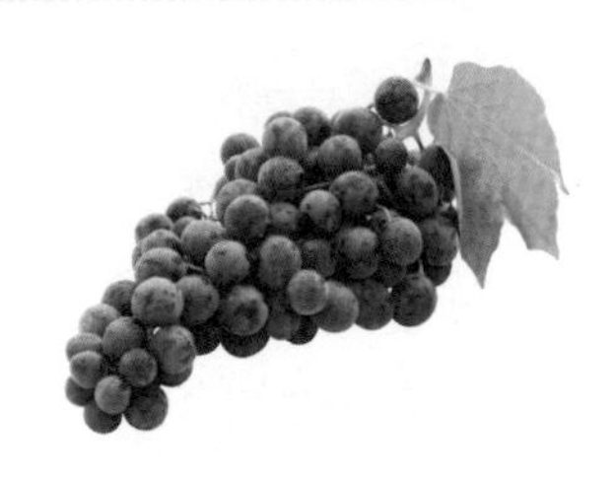

葡萄含糖量高达30%，以葡萄糖为主，含有的多种果酸有助于消化，能健脾和胃。

葡萄还含有丰富的钙、磷和铁，以及多种维生素和氨基酸，是老年人、妇女、体弱贫血者的滋补佳品。

## 山药——补脾养胃的减肥食物

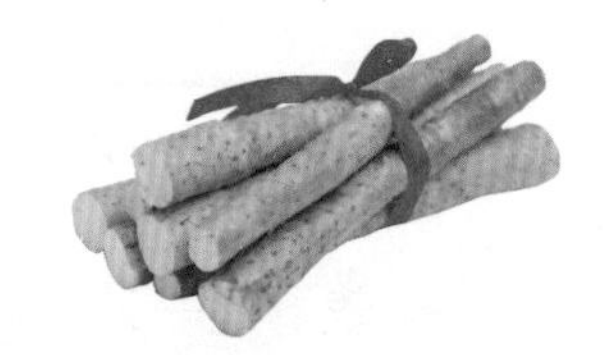

山药又有“怀山药”“淮山”之称，含有重要的营养成分薯蓣皂素，可益智安神、延年益寿，有生津润肺、补脾养胃的功效。

山药富含淀粉及糖类，有饱腹感，可以增加营养，促使体力尽快恢复。

## 黑枣——补血的滋补食品

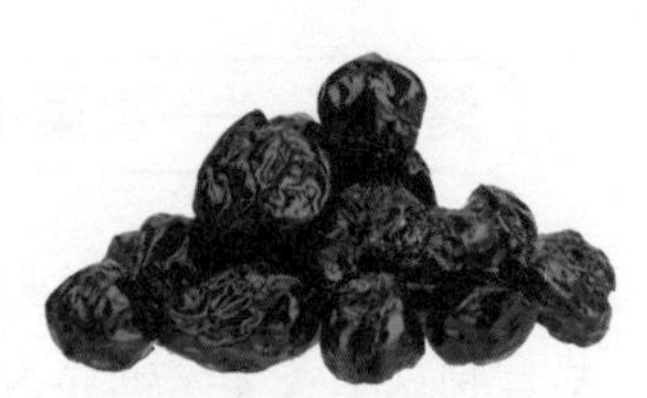

黑枣又有“乌枣”之称， 营养价值很高，有滋补作用，其中的蛋白质、糖类可以为人体提供能量、增强体质、降低患病概率。多用于补血和作为调理药物，对贫血、血小板减少、肝炎、乏力、失眠有一定疗效。黑枣含有丰富的维生素C，可促进铁离子吸收，最好是煲汤、煮粥食用。

# 养气补血的食疗方

## 桑葚补血茶

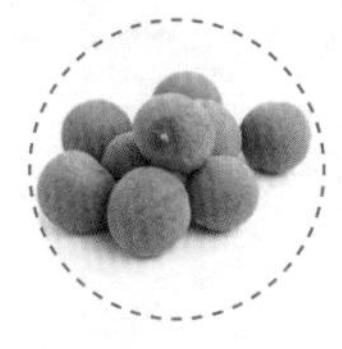
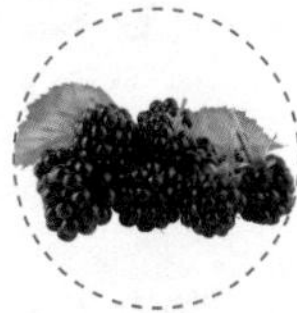

**材料：** 桂圆15克，桑葚9克，迷迭香3克，冰糖适量

**做法：**

①砂锅中注入适量清水烧开，倒入洗净的桂圆、桑葚，搅拌片刻，用小火煮 15分钟，至药材析出有效成分。

②加入迷迭香、冰糖，搅拌均匀，续煮片刻，盛入杯中即可饮用。

**养生Tips：** 本方可以补血强心、养肝益肾，适合气血亏损伴腰膝酸软、头发脱落者。

## 桂圆大枣补血汤

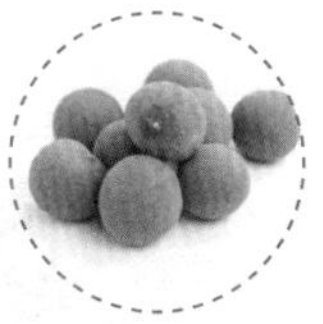
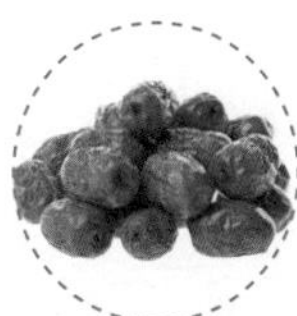

**材料：** 桂圆肉50克，枸杞35克，大枣10颗，蜜枣8颗，冰糖适量

**做法：**

①将桂圆肉、枸杞、大枣、蜜枣倒入装有清水的碗中，洗净，沥干。

②锅中注入适量清水，倒入洗好的食材，盖上锅盖，大火煮开转小火煮40分钟。

③掀开锅盖，加入适量冰糖，搅匀调味，续煮10分钟即可饮用。

**养生Tips：** 本品可以养气补血、清心润肺，适合失眠、气血不足者。

# 从生活细节出发，
# **好气色、好免疫不请自来**

一些女性在平时生活中饮食不规律、熬夜多、睡眠不好、运动量少、过度劳累、情绪不好、性生活无度等，很容易造成经脉阻滞，气血运行受阻，不能濡养身体，导致抗病免疫力降低，气色也不好，面色衰老。

告别不良的坏习惯，从生活细节出发，好气色、好免疫力自然不请自来。

## 坚持睡前泡脚可以温气血

脚被称为人体的第二心脏，是精气之源，而精气是人身之本，不仅能生精化血，还能补气养神。

脚离心脏最远，却负担着身体全部的重量，很容易因血液循环不畅而脚麻脚冷。睡前用热水泡脚，可以促进人体血液循环，加快气血流通。

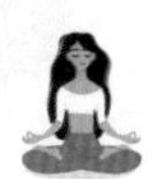

### 泡脚小贴士

准备一个深的木桶或专门的泡脚桶，深度最好能泡到小腿，再准备40℃左右的温水倒入盆中，每次泡 20~30分钟，直至身体微微出汗。泡脚时也可以加一些中药浴足包、花瓣、精油、艾叶、白醋等。

泡完脚后，还可以按摩一下涌泉穴、太溪穴等，可以消除疲劳，提高睡眠质量，加快足部血液微循环，促进气血运行。

## 少吃寒凉食物养脾胃

有的女性一年四季都喜欢吃冰淇淋，喝冰水、冰茶、冰啤酒等寒凉饮品，虽然能解一时燥热或令心情舒畅，但这种做法很伤气血。冰冷刺激会使我们的血管收缩，损伤脾胃。大量摄入寒凉食物还会损耗体内的阳气，出现气血运行受阻、五脏六腑功能失常，引起各种各样的毛病。

平日的饮食应以温热为主，控制冷饮的摄入量，冰箱里的食物最好能拿出来放置半小时后再吃。

## 多注意防寒保暖

很多女性喜欢夏季穿露脐装、超短裙，冬季又穿得很薄，导致腹部、腿部、脚部等部位受凉，或长期吹空调，寒气进入人体后引起气滞，又导致血瘀，血流减慢，就会产生很多疾病。

血液在体内循环，需要一定的温度作为屏障。体温适宜，则体内气血通畅；身体受寒，气血循环就会减慢，气血瘀堵，运行不畅，就会影响脏腑功能，身体抵抗力下降，我们的健康就会受到威胁。

因此，女性平时应注重防寒保暖，不要贪凉，根据天气冷暖及时增减衣物，加强身体锻炼，加快气血循环。

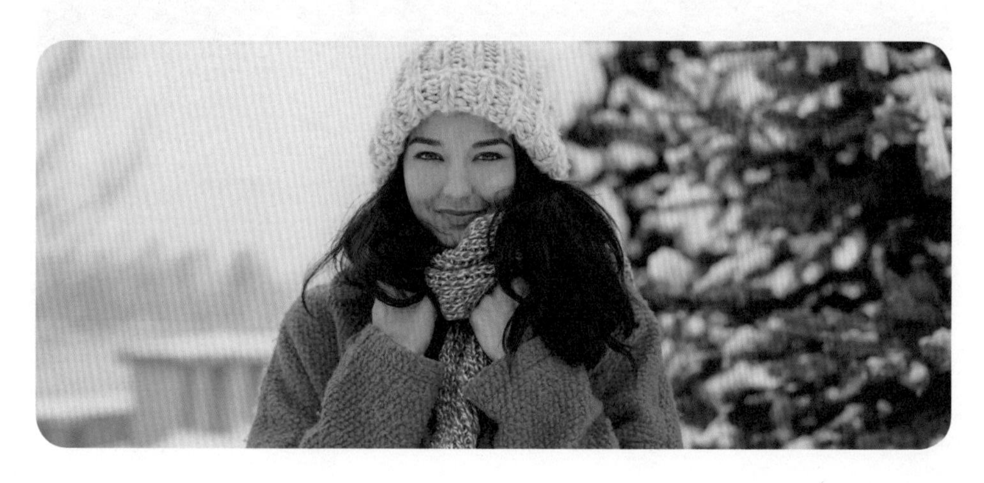

## 性生活要有度

肾精源于先天，又赖于后天的水谷滋养，起着生殖繁衍、充养骨髓和调节全身机能的作用。适度的性生活不仅对身心健康有益，还能增进夫妻之间的感情和亲密度。但过度纵欲会耗伤肾精，导致肾亏，会大量损耗精气。而精血一旦受损，就会使女子伤血。

中医气血养生强调要“守精”，节欲以保精，适当参加户外活动，疏理肝气，健运脾胃，以后天养先天。女性平时可以多吃一些韭菜、黑豆、羊肉等补肾的食物，还可以用黑豆、薏米、核桃等煮粥调养，多运动锻炼，保证气血正常运行。

## 多晒太阳暖气血

太阳是天地间最好的阳气，大自然的万物生长都离不开太阳的滋养，包括我们人体的生命活动。

行于人体背部的督脉总督一身之阳经，有“阳脉之海”之称，主一身之阳气。平时多晒晒背部可以补充督脉的阳气，祛除体内湿寒之气，让气血更加畅通。

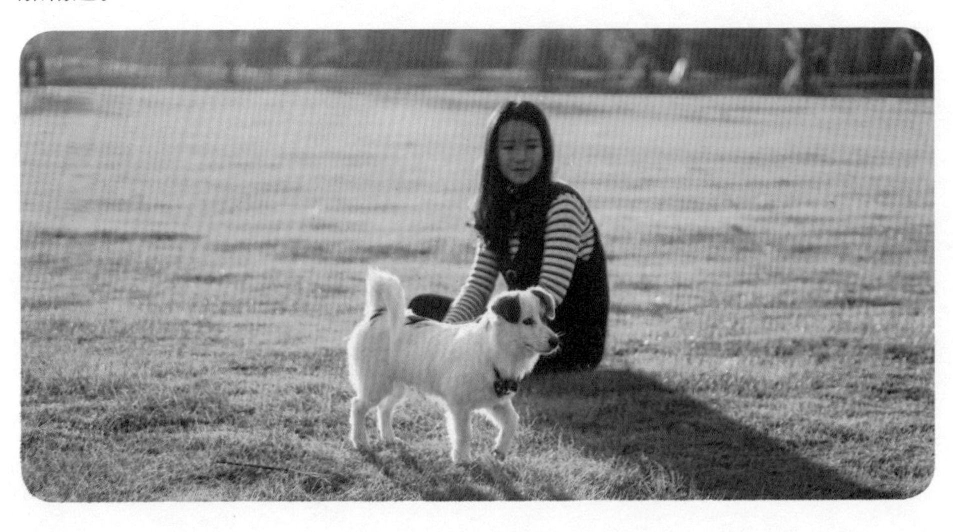

寒从脚下起，患有老寒腿或长期腰膝酸软的女性很容易手脚冰冷，多晒晒腿脚有助于驱走体内寒气。头为诸阳之首，五脏的精华之血和六腑的清阳之气都汇聚于此，因此也是晒太阳的重点部位。很多女性怕晒黑，晒太阳时全身穿防晒衣，这样是不利于人体吸收阳气的，可以把面部、胳膊适当遮起来，头、背、腿等其他部位建议多晒太阳。

晒太阳也要选好时间段，避开紫外线强的时候。比如早晨8：00~10：00，不仅可以避免晒伤晒黑，还可以活血化瘀；下午4：00~6：00的阳光也比较舒服，可以边晒太阳边拍打身体各部位，能调理五脏气血。

## 少熬夜，保持睡眠充足

药补不如食补，食补不如觉补。调养气血，充足的睡眠是必不可少的，睡眠是女性养生的第一大补。如果长期熬夜，凌晨后才睡，就会伤肝、胆，出现皮肤粗糙、长痘、长痤疮、黑眼圈、精神疲惫、内分泌失调等。充足、有质量的睡眠可以帮助我们的脾胃更好地消化食物，提高免疫力，让气血更顺畅。

## 好心情让气血更顺畅

中医上讲“怒则气上，喜则气缓，悲则气消，恐则气下，惊则气乱，思则气结”，人的喜怒哀乐等情绪都会影响气血的运行。

很多女性，尤其进入更年期的女性，常常情绪不佳，郁结日久，这些都会影响自身气血的运行。气血失调就使脏腑功能紊乱，破坏机体的自愈力和免疫力，大病小痛就会找上门来。

当我们闷闷不乐时，还会感觉上腹部有明显的饱胀感，所以人们常说“气得胃疼”“气得吃不下饭”，食欲不佳，导致气血逆乱，脾胃气滞，脾胃的受纳、运化都会受到影响。而经常保持愉快的心情，食欲就好，脾胃运化好，可以增强人体的造血功能，气血更顺畅，进而提升身体免疫力，气色也会更健康。

# 增强免疫力

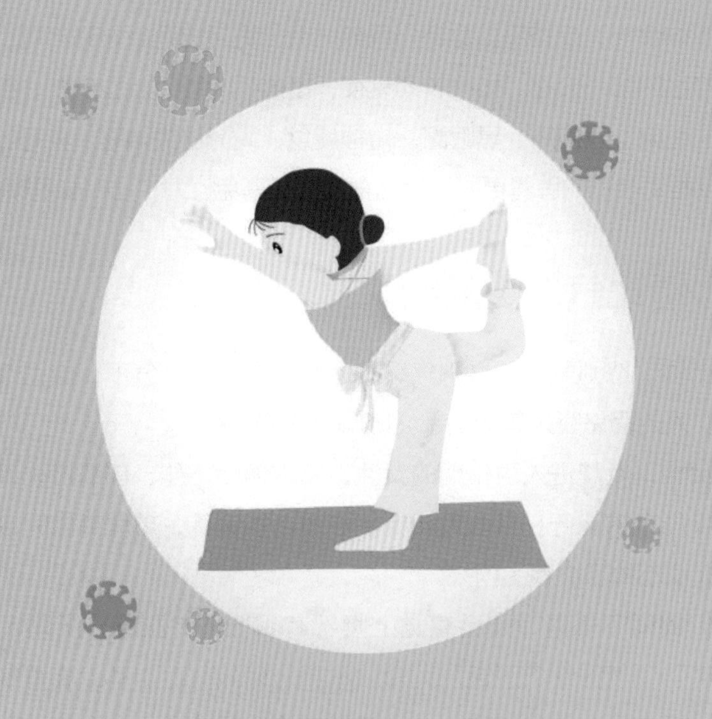

04

# 重视女性隐疾，全面提高免疫力

女人如花，但就算是再美艳的花，随着岁月的流逝，也会迎来衰老的一天。各种妇科隐疾就像在辣手摧花，困扰和折磨着很多女性。重视疾病早期症状的信号，知道身体哪个环节出现了问题，通过内外调养自己的身体，快速提高免疫力，才能延缓衰老，拥有保持美丽的健康资本！

# 借助生理期调养，免疫力**直线上升**

生理期是指发育成熟的女性每个月都有一次的月经期。作为育龄期女性的“好朋友”，每个月的生理期是女性生殖功能成熟的标志之一。掌握生理期的秘密，借助饮食的调养，可以让女性的免疫力直线上升！

## 女性生理期的特点

月经正常是衡量女性生殖健康的一个重要指标，也是女性受孕的必备条件之一。女性的月经周期都有自己的规律，一般为21~35天，经期长短也因人而异，多数为2~7天，一般经期的第2、3天出血最多。

月经量很难精确统计，大多在80毫升以内，平均为25~50毫升。月经血一般呈暗红色、不凝固，里面包含着子宫内膜碎片、宫颈黏液及脱落的阴道上皮细胞。

每个月生理期的这几天，很多女性都有着不一样的生理期综合征，比如胸部胀痛、腹部下坠疼痛、脾气暴躁，甚至头晕、恶心、腹泻等。

在生理期前一周，女性体内的雌激素和黄体酮这两种激素的含量都开始下降，身体也会出现一系列变化。当生理期到来，黄体酮随着子宫内膜的排出而迅速流失，两种激素在体内都达到最低值，会感觉身体压力减轻。经血逐渐排净后，女性体内的雌性激素又会迅速增加，直到排卵期达到最高峰。

## 了解痛经，根据体质调养月经

有痛经史的女性都害怕月经的到来，不仅腹痛难忍，还坐卧不宁、面色苍白、四肢厥冷，严重者甚至不能进行正常的工作学习，需要卧床休息。那么为什么有的女性会出现痛经？又该怎么调养呢？

### 为什么会痛经

痛经指月经前后或月经期出现下腹部疼痛、坠胀，伴有腰酸或其他不适。痛经严重者可出现面色苍白、恶心、呕吐、出冷汗、昏厥等症状。痛经分为原发性痛经和继发性痛经。

- 原发性痛经，又称功能性痛经，指生殖器官无器质性病变的痛经，90% 以上的女性痛经都是此类。
- 继发性痛经，是指由子宫内膜异位症、子宫腺肌症等盆腔器质性疾病引起的痛经。

如果女性的子宫发育不良、子宫位置过度倾屈或宫颈管狭窄，都会导致经血流通不畅，造成经血潴留，进而刺激子宫剧烈收缩，从而引起痛经。

如果女性的子宫内膜和经血中的前列腺素含量过高，会使得子宫平滑肌收缩剧烈，导致子宫缺血，引起痛经。

还有一些女性的身体健康出现了问题，合并其他病症时，就会在生理期时出现痛经。

很多难孕、不孕、子宫内膜增生、子宫内膜异位、宫颈和盆腔炎症的患者， 因生殖器官的病变而引起痛经。

痛经在女性不同年龄段的发生率也不同，初潮时发生率较低，随后逐渐增加，16~18岁达到顶峰，30~35岁时下降，生育期稳定在40%左右，50岁时在20%左右。

一些患有原发性痛经的女性在怀孕分娩后痛经会消失，而因子宫器质性病变疾病引起的痛经则一般不会消失，反而会随着子宫器质性病变的程度加重而更严重。女性痛经应及早去医院做身体检查。

## 根据体质来调养

中医上认为，女性痛经的体质可以分为寒凝血瘀型、湿热蕴结型、气滞血瘀型、气血虚弱型。我们可以根据自己不同的体质进行对症调养。

### 寒凝血瘀型痛经调养指南

这种体质的女性痛经发作时往往以下腹冷痛或绞痛为主，伴有手足不温、月经量少、有血块、面色青白等，热敷腹部或喝红糖姜水可以缓解痛感。

这种类型的女性通常喜欢喝冰饮料，四肢容易冰冷，吹到冷风时痛经加重。生理期适宜食用羊肉、韭菜、生姜、花椒、红糖等食物。

**对症食疗方：**

**益母姜糖饮**

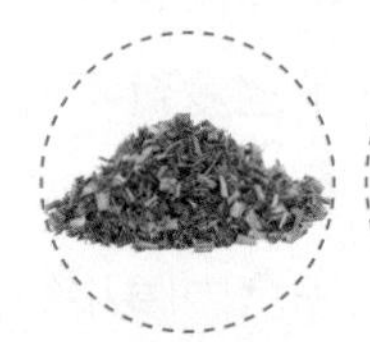
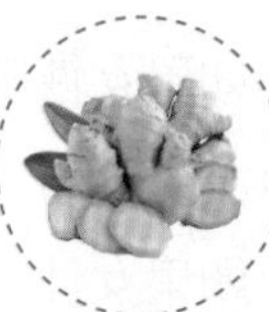

**材料：**益母草7克，姜片10克，红糖适量

**做法：**

①砂锅中注入适量清水烧开，倒入洗净的生姜、益母草，拌匀，大火煮 5分钟至析出有效成分。

②关火后继续闷 5分钟，揭盖，加入红糖，稍稍搅拌至溶化。盛出煮好的茶，装入杯中，即可饮用。

**养生Tips：**每日服2次，连服5~7日。本方可以调经止痛、活血祛寒，适合经期小腹痛、手脚冰凉者。

## 湿热蕴结型痛经调养指南

经期或经前下腹灼痛，有灼热感，伴有腰部疼痛，不可按。而且低热起伏，月经质稠。湿热蕴结型痛经的女性通常非经期时也有带下量多、色黄等症状。

**对症食疗方：**

### 清热调血汤

**材料：**丹皮、生地、当归、白芍、川芎、桃仁、延胡索、红花、莪术、香附各10克，黄连 6 克

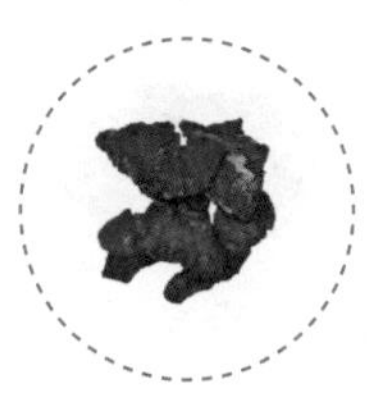
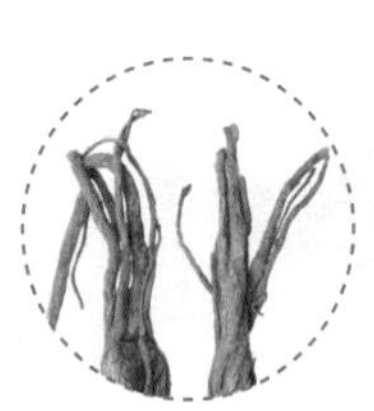
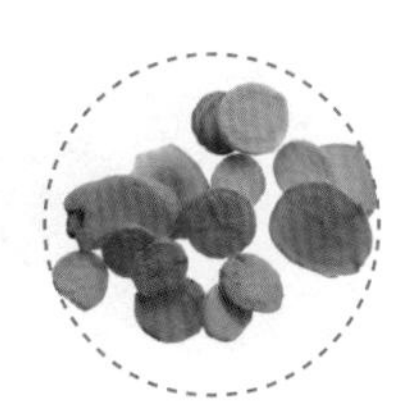
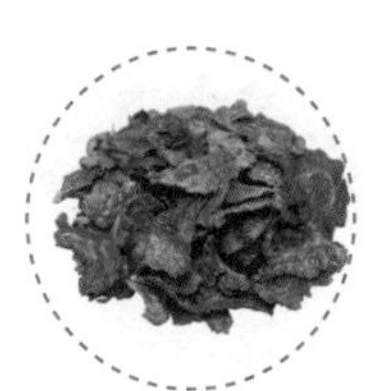

**做法：**

砂锅中加入适量清水，放入上述原料小火煎15分钟，至药材析出有效成分，去渣留汁服用。

**养生Tips：**每日1次，连服5~7日。本方可以清热解毒，又能利湿、活血散结，能化湿邪、散瘀血。但气血虚弱腹痛者不可用。

## 气滞血瘀型痛经调养指南

该类型痛经常伴有腹胀、排便不顺，在情绪波动、压力大的时候症状会更明显；还伴有乳房胀痛，月经量少或行经不畅，经色紫黯，有血块。气滞血瘀型的女性通常肤色暗沉、皮肤干燥。

**对症食疗方：**

### 玫瑰益母草调经茶

**材料：**玫瑰花3克，益母草7克，红糖适量

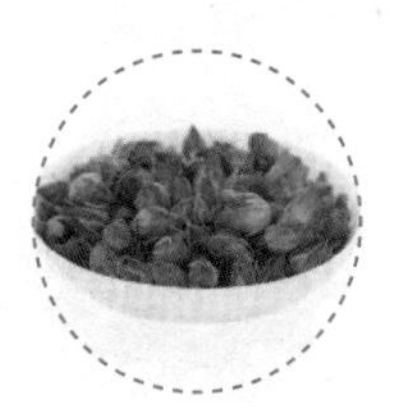
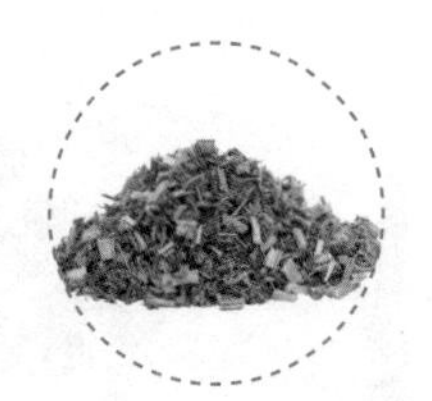
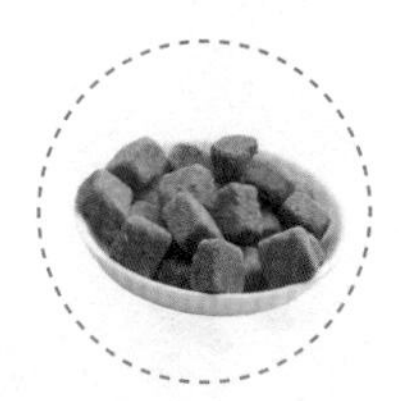

**做法：**

①砂锅中注入适量清水烧开，倒入洗好的益母草，用中火煮约10分钟至其析出有效成分。加入红糖，煮至溶化，用小火保温，待用。

②取一个茶杯，倒入洗净的玫瑰花，将药汁滤入杯中，泡约1分钟至香气散出，趁热饮用即可。

**养生Tips：**本方可以活血调经、疏肝理气，适合经期小腹痛、乳房胀痛者。

## 气血虚弱型痛经调养指南

该类型痛经往往经后会下腹隐痛，小腹及阴部有空坠感，腹痛绵绵，常伴有神疲乏力、气短懒言、纳少便溏、经少色淡。此类女性通常容易疲劳，可能伴有贫血，脸色偏黄或偏白，较无血色，说话有气无力，容易头晕或轻微头痛。

**对症食疗方：**

### 玫瑰山药糕

**材料：**去皮山药 150 克，奶粉 20 克，玫瑰花 5 克，白糖 20 克

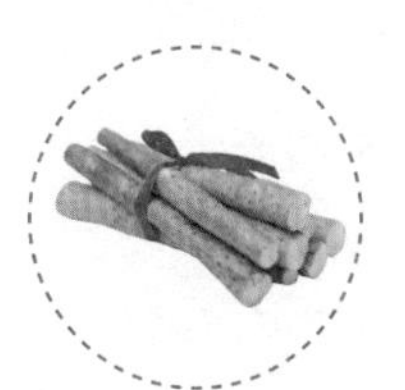
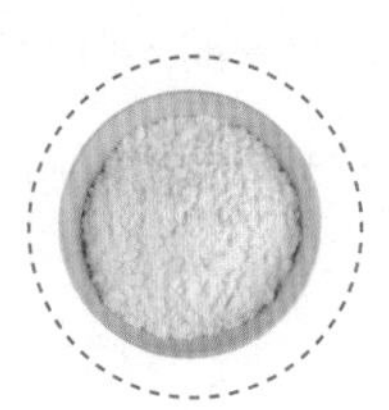
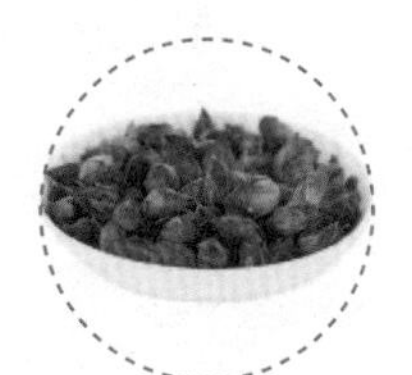
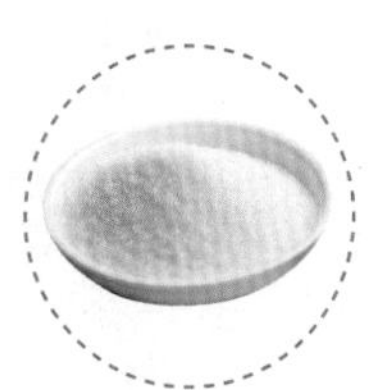

**做法：**

①蒸锅中烧水，蒸架上放入去皮的山药，蒸 20分钟至熟，取出。

②将蒸好的山药装进保鲜袋，倒入白糖，放入奶粉，将山药压成泥状，装盘，取出模具，逐一填满山药泥，用勺子稍稍按压紧实。

③待山药泥稍定型后取出，反扣放入盘中，撒上掰碎的玫瑰花瓣即可。

**养生Tips：**本方养护脾胃、滋阴补阳、补益气血、美容养颜，适合月经失调、疲倦无力、脸色暗沉者。

# 了解月经不调，食疗帮助调养

月经不调也称月经失调，是妇科的常见疾病，表现为月经周期或出血量的异常，可伴有月经前、经期时的腹痛及全身症状。病因可能是器质性病变，也可能是功能失常。

## 月经不调的症状有哪些

※ 月经提前或推迟 7 天以上，或不来潮；

※ 月经周期未达 21 天或长达 37 天以上；

※ 月经周期正常，但月经量过多或月经来潮持续时间长；

※ 月经周期正常，但月经量过少或月经来潮持续时间短；

※ 月经来潮前或月经来潮时，肋骨疼痛，小腹发胀，感觉身体忽冷忽热；

※ 经血呈紫黑色、猩红色和泔水状；

※ 血块和经血一同排出，经期有恶心、呕吐症状。

如果有以上症状的一半或更多时，可考虑有月经不调，应及时到医院检查，对症治疗。

表现为月经周期或出血量紊乱的还有以下几种情况：

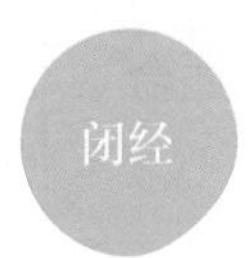


闭经是妇科疾病中的常见症状，可以由各种不同的原因引起。通常将闭经分为原发性和继发性两种。凡年过18岁仍未行经的称为原发性闭经；在月经初潮以后、正常绝经以前的任何时间内（妊娠或哺乳期除外），月经闭止超过6个月的称为继发性闭经。

这是一个临床症状，比如月经过多、持续时间过长、淋漓出血。常见于子宫肌瘤、子宫内膜息肉、子宫内膜异位症等疾病或功能失调性子宫出血。

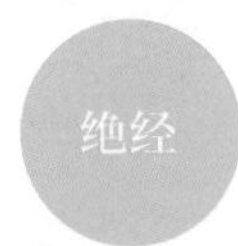


绝经指月经停止12个月以上，但围绝经期常有月经周期和月经量的改变，如月经周期缩短，以滤泡期缩短为主，无排卵和月经量增多。

## 为什么会月经不调

除了先天无子宫、先天无阴道、先天阴道闭锁等先天因素导致不来月经或月经不调，还有很多是后天因素导致的。

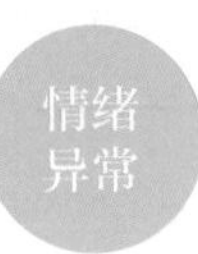


月经是卵巢分泌的激素作用于子宫内膜后形成的，如果女性长期精神压抑、紧张、焦虑，压力很大，或者某段时期内遭受了重大精神刺激和心理创伤，都可导致月经失调或痛经、闭经。
卵巢分泌激素会受到垂体和下丘脑释放激素的控制，如果女性长期情绪异常，卵巢、垂体、下丘脑的功能都会发生异常，最终影响月经。

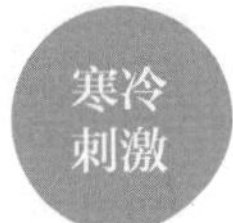


女性每次在经期前或过程中，腹部如果受到寒冷潮湿的刺激，会使盆腔内的血管过度收缩，从而引起经量过少或闭经。

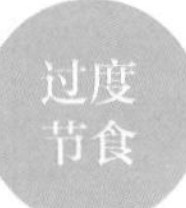


女性体内的脂肪与月经也有着重要的联系。比如青春期少女的脂肪要至少占体重的17%，方可发生月经初潮；体内脂肪至少达到体重的22%，才能维持正常的月经周期。
很多女性为了减肥而过度节食，导致机体能量摄入不足，脂肪和蛋白质供应不足，导致雌激素合成障碍，从而影响月经来潮，出现经量稀少或闭经。

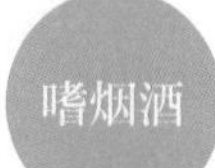


女性若过度嗜烟酒，会干扰和影响月经。

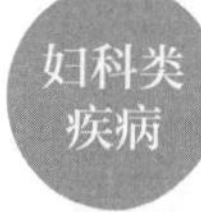


一些妇科类疾病引起的内分泌功能失调，会造成月经不调、闭经、多囊卵巢等。

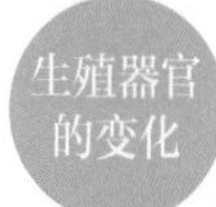


女性的生殖器官发生器质性病变或炎症，比如子宫内膜炎、子宫肌瘤、卵巢肿瘤等，这些肿瘤分泌的雌激素会造成月经不调。

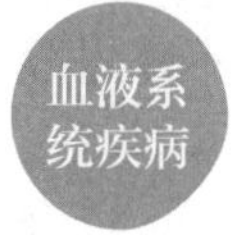


血液系统的疾病，如贫血、血液系统的肿瘤，也会造成月经不调。

## 调养月经不调的食疗方：

### 益母草鸡蛋汤

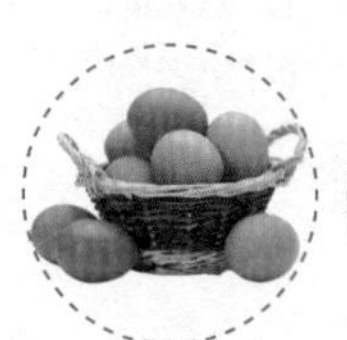

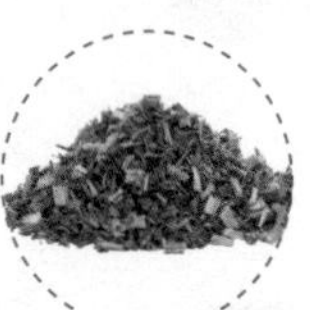

**材料：** 鸡蛋2个，益母草、桑寄生各20克，红糖适量

**做法：**

①鸡蛋煮熟去壳；益母草、桑寄生洗净。

②锅中加水烧开，放入熟鸡蛋、益母草、桑寄生，小火煲半个小时，再放入红糖即可。食用拣去益母草和桑寄生，饮汤吃蛋。

**养生Tips：** 每周服用3次，1个月经周期为1个疗程。此方温经养血、祛瘀止痛，对月经不调有疗效。

## 大枣蒸百合

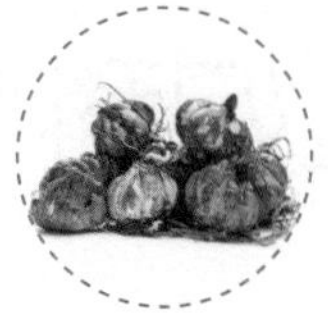
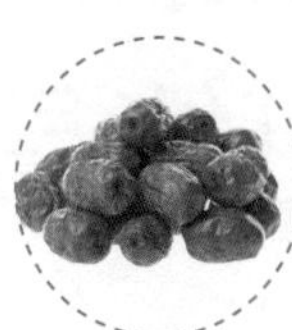

**材料：**鲜百合50克，大枣80克，冰糖20克

**做法：**

①电蒸锅注水烧开上气，放入洗净的大枣，盖上锅盖，调转旋钮定时蒸 20分钟，掀开锅盖，将大枣取出。

②将备好的百合、冰糖摆放到大枣上，再次放入烧开的电蒸锅，盖上锅盖，调转旋钮定时再蒸 5分钟，取出即可。

**养生Tips：**本方可以补中益气、滋阴养血，适合经后脸色苍白、心烦气躁者。

## 当归鸡蛋红糖饮

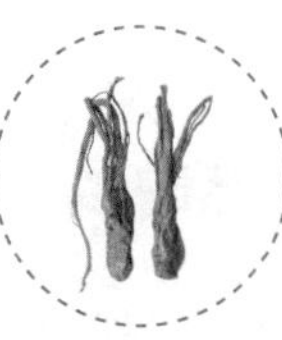
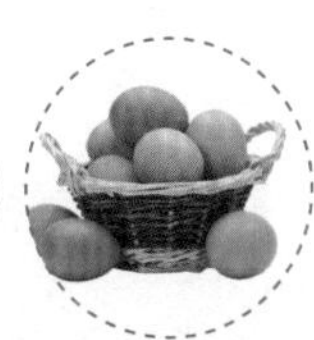

**材料：**当归5克，鸡蛋2个，红糖100克

**做法：**

将煮熟的鸡蛋剥壳后和当归、红糖一起煮10分钟，去渣食用鸡蛋和糖水。

**养生Tips：**每周喝1~2次，连服3个月。本方适用于身体虚弱、月经不调者。

# 白带异常，
# 可能是妇科疾病的信号

白带和月经一样，是女性正常的生理表现，是阴道内排出的分泌物。正常白带的量很少，色白，带黏性，无臭味，内有宫颈分泌的黏液、阴道黏膜的渗出物、子宫和阴道脱落的表皮细胞，以及少量的白细胞和非致病性阴道杆菌等。

白带是为了防止细菌入侵到阴道内的防御线，可以起到自净作用，保护女性健康。

女性白带是否异常可以反映女性生殖的健康程度，一旦白带异常，就是身体在发出警报，有可能是妇科疾病的早期信号，应引起重视，及时去医院检查。

## 病理性白带异常有哪些症状

### 白带量突然增多

可能是子宫炎症、阴道炎症、子宫颈糜烂、子宫肌瘤等病症的信号。

### 无色透明黏性白带

这种白带与鸡蛋清相似，或稍有浑浊，多见于慢性宫颈炎、颈管炎，或使用了雌激素后的症状。

### 泡沫状白带

带有酸臭味，可能是感染上了滴虫性阴道炎。

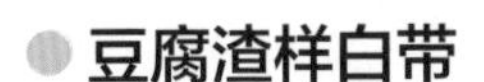

### 豆腐渣样白带

可能感染了霉菌性阴道炎，会伴有外阴瘙痒及烧灼的疼痛感。

### 黄色（脓性）白带

一般是细菌感染引起的，有异味。

### 水样白带

可能是恶性肿瘤或子宫癌、输卵管癌等病症的信号，建议做进一步检查。

### 血性白带

如果白带中混有血液，可能是宫颈癌、膜下子宫肌瘤、良性或恶性肿瘤，建议做进一步检查。

### 黄色黏液性白带

常见于宫颈糜烂、慢性宫颈炎等，一般由轻度感染引起。

### 白色黏液性白带

如果白带形态正常，但量增多，多见于食用雌激素后或盆腔充血时，因宫颈腺体和阴道黏膜分泌增多而引起。

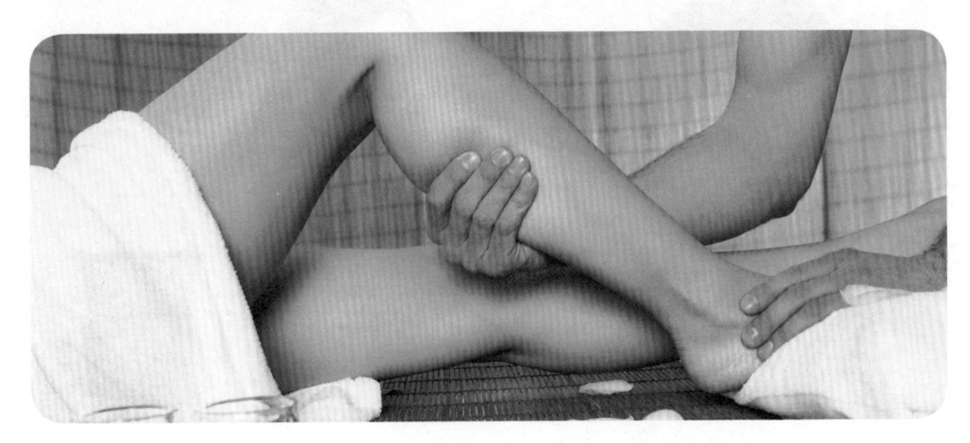

## 白带增多不一定就有炎症

女性的白带分泌量和质地会受到体内雌激素、孕激素水平高低的影响。青春期前的女孩一般是没有白带的；青春期卵巢开始发育，雌激素分泌，促进生殖器官的发育，开始出现白带；女性绝经后，由于卵巢功能衰退，雌激素分泌不足，阴道就会变得干燥而少白带。

在女性的月经周期中，由于雌激素的分泌时多时少，所以白带的质和量也会有所变化。一般在两次月经中间（相当于排卵期），女性的雌激素分泌达到高峰，过多的雌激素会刺激子宫颈腺体分泌更多的黏液，这时的白带量多、透明，像蛋清样，具有黏性并能拉成丝状，外阴部有湿润感。卵泡排卵后，孕激素增加，并抑制宫颈黏液的分泌，此时白带量少、稠厚，延展性变差，拉丝易断。

女性在妊娠期或口服避孕药后也会导致白带增多。这些都是正常的生理现象，不必担心。

一般情况下，如果女性的白带并未发生颜色、气味的大变化，就不必过分紧张。若白带的气味异常，色泽和形状都发生了巨大变化，并伴有外阴瘙痒、疼痛等，可能是由细菌或病菌感染引起阴道炎、子宫内膜炎、盆腔炎、宫颈炎等，可以到医院检查，并对症治疗。

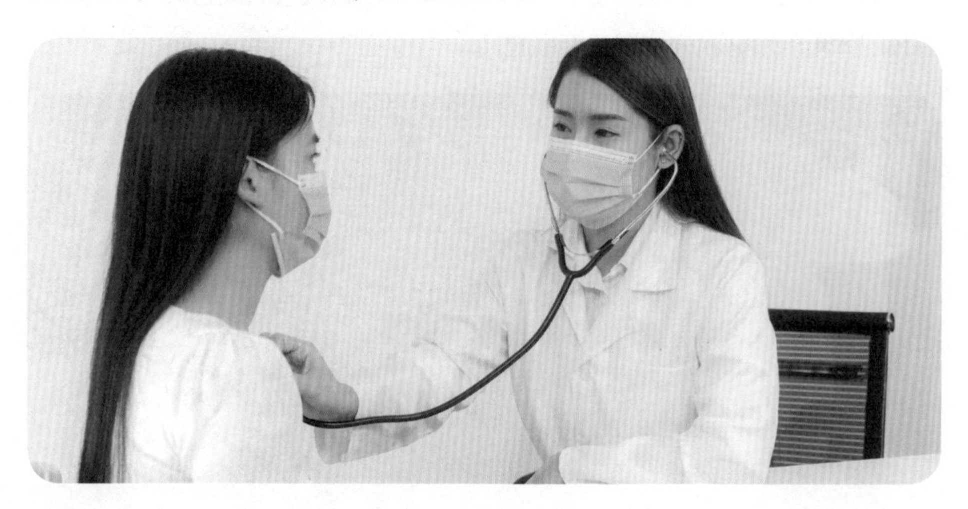

## 适合白带异常的食疗方

白带异常者平日饮食应避免吃冰冷寒凉和令人上火的食物，因为冰冷寒凉的食物会损伤阳气，引起寒湿性带下，而令人上火的刺激性食物会引起火热性的带下。可以多吃一些莲子、芡实、红豆、山药、莲藕等可以保护阴道的食物。

### 白果蒸鸡蛋

**材料：**鲜鸡蛋1个，白果2枚

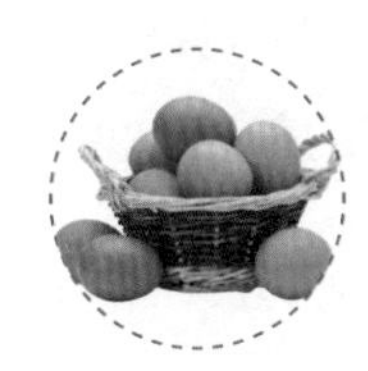

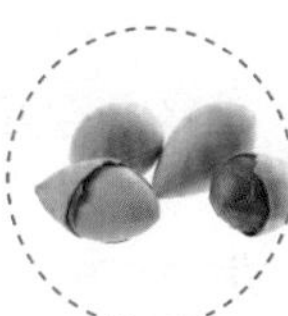

**做法：**

①将白果、鸡蛋洗净。

②将鸡蛋的一端开孔，白果去壳后放入鸡蛋内。

③用纸封住小孔，口朝上放入碟中，隔水蒸熟即可。

**养生Tips：**每日服1次，连食7天。此方适用于白带过多者。

### 冰糖冬瓜籽汤

**材料：**冰糖30克，冬瓜籽30克

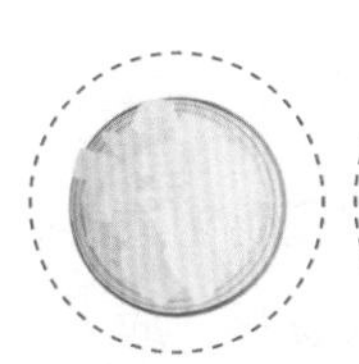

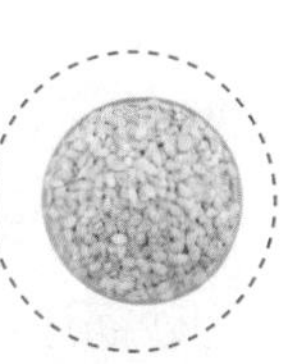

**做法：**

将冬瓜籽洗净捣末，加入冰糖、开水，放在陶罐内，用文火隔水炖好即可服食。

**养生Tips：**每日服2次，连服5~7日。此方可以清化祛湿，适用于湿热型白带增多、阴中瘙痒者。

## 黄连金银花车前茶

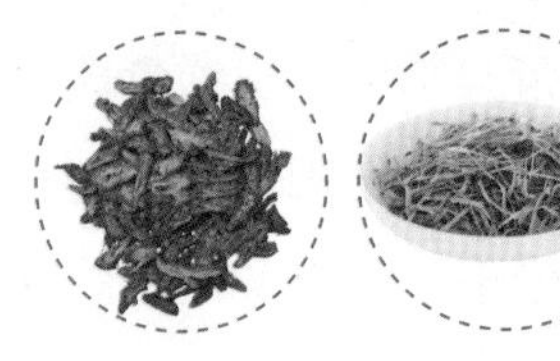

**材料：**黄连5克，金银花9克，车前草9克，蜂蜜适量

**做法：**

①锅中加入清水烧开，倒入备好的黄连、金银花、车前草，用小火煮约 20分钟，至其析出有效成分。

②盛出煮好的药茶，滤入杯中，调入蜂蜜即可。

**功效：**每日服2次，连服5~7日。本品可以清热解毒、燥湿止带，适合白带色黄、腥臭及阴部瘙痒者。

## 砂锅泥鳅豆腐汤

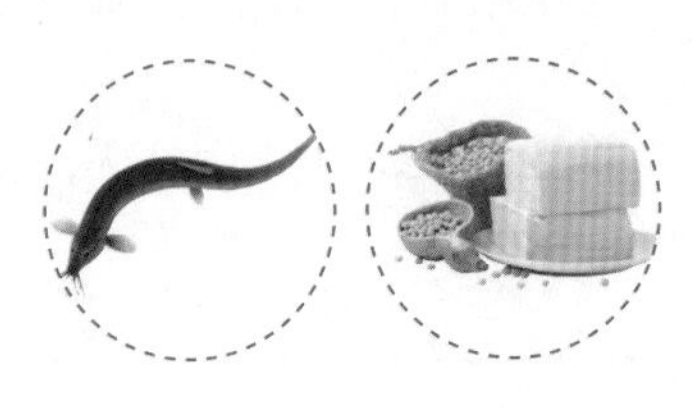

**材料：**泥鳅200克，豆腐200克，蒜苗50克，盐、鸡粉、芝麻油、胡椒粉各少许，料酒、姜片各适量

**做法：**

①把洗净的豆腐切成条，再切成小方块；洗好的蒜苗切碎，备用。

②砂锅注水烧开，放入姜片、料酒、泥鳅、豆腐块、盐、鸡粉、胡椒粉、芝麻油，小火煮20分钟。

③放入蒜苗，略煮片刻即可。

**功效：**本方可以补中益肾、强身健体，适合稀薄白带多、腰膝酸软者。

# 阴道炎，不可言说的**女性痛苦**

阴道是女性健康的一道重要防线，如果患上阴道炎，炎症便会由阴道上行到宫颈而引起宫颈炎，再引起子宫内膜炎、盆腔炎，进而连累输卵管等子宫附件，出现外阴瘙痒难耐、白带多而浑浊、同房疼痛等症状，这些都成为女性不可言说的隐秘痛苦。关爱阴道，预防、治疗阴道炎，才能更好地为其他的妇科病设防。

## 阴道炎的分类和症状

阴道炎即阴道炎症，外阴炎阴道症状包括瘙痒、灼痛、刺激和异常流液等。阴道炎分为细菌性阴道炎、念珠菌性阴道炎、滴虫性阴道炎、霉菌性阴道炎、老年性阴道炎，是妇科门诊常见的疾病。

如果发现白带出现异常，或者外阴瘙痒且有灼热感，或者有尿痛、尿急、尿频的症状出现，就要到医院检查是否患有阴道炎症。

各类阴道炎的典型症状如下：

### 细菌性阴道炎

一些患者并无临床症状，但大多数患者主要表现为：

*阴道分泌物增多，有鱼腥味，性交后加重。

*分泌物的特点为灰白色，均匀一致，稀薄，常黏附于阴道壁，容易将分泌物从阴道壁拭去。

*伴有轻度外阴瘙痒或灼热感。

### 念珠菌性阴道炎

*外阴瘙痒、灼痛，性交痛。

*会出现尿频、尿痛，排尿时尿液刺激水肿的外阴及前庭而导致疼痛。

*分泌物白色稠厚，呈凝乳或豆渣样。

*外阴炎呈地图样红斑、水肿、有抓痕。

*阴道炎可见水肿、红斑、白色膜状物。

### ●滴虫性阴道炎

*阴道分泌物增多，分泌物稀薄脓性、黄绿色、泡沫状、有臭味。

*阴道口和外阴会瘙痒。

*若合并尿道感染，会出现尿频、尿急、尿痛，有时可见血尿。

*会造成不孕，阴道毛滴虫能吞噬精子，阻碍乳酸生成，影响其在阴道内存活。

### ●老年性阴道炎

阴道分泌物增多、外阴瘙痒等，常伴有性交痛。绝经后妇女因卵巢功能衰退，雌激素分泌减少，加上阴道壁萎缩，黏膜变薄，局部抵抗力降低，以需氧菌为主的致病菌过度繁殖或入侵而引起炎症。

## 关于阴道炎的常见问题

### ●白带浑浊一定是阴道炎吗?

白带是由阴道黏膜渗出物、宫颈管及子宫内膜腺体分泌物等混合组成的，其形成与雌激素的作用有关。白带检查主要是检查阴道内有无滴虫、真菌等感染，确定阴道清洁度。

阴道清洁度分为1、2、3、4度四个等级，1~2度属正常，3~4度表示阴道炎症，级别越高，炎症越严重。

但女性带下与月经一样，与心情、饮食、同房等因素都有关系。熬夜、饮食偏向肥腻酸甜等不良习惯也会引起白带清洁度3度；此外，在月经刚刚结束或月经前，浑浊的白带也可以查到清洁度3度；性生活活跃的女性，清洁度也经常为3度。因此，对于白带的清洁度，除了炎症以外，其他因素也会增加度数，只要没有阴部痛或痒、灼热、小便急频痛、白带有臭味等症状，也没有查到衣原体、淋球菌等传染病病原体，那么就可以默认为正常，不需要治疗。

## 过度清洗阴道有损健康

女性爱清洁、讲卫生是好事，但若过分清洁阴道，就会损害阴道健康。

有的女性认为香皂、沐浴露或专用外阴清洁液有不错的洁净作用，又安全又可以清洁外阴，但香皂为碱性，对皮肤有刺激性作用，皮脂去除后皮肤干燥，反而会引起皮肤刺痒；沐浴露是化学制剂，刺激皮肤黏膜后容易引起过敏性或接触性皮炎；专用外阴清洁液等中药制剂，长期使用会改变外阴的酸性环境，反而有害。所以，用香皂、沐浴露或专用阴道清洁液过度清洗外阴，实则有害无利。

有的女性还把洁阴范围扩大到阴道，经常用药液冲洗阴道，这样做不仅不能减少白带、预防感染，还会破坏阴道的自净作用，扰乱正常菌群的相互制约。还有的女性习惯在经期和如厕后使用洁阴湿巾来擦拭私处，频繁使用也会打破女性外阴的酸碱平衡，引起妇科疾病。

## 洁阴的正确方法

女性正确洁阴的方法应该是不破坏阴道内外的酸碱平衡，保持人体本身的自然防线即可。

可以每天洗澡时，用温水轻轻地清洗外阴部即可。把淋浴器的喷头对准外阴，让水往下流，从前向后清洗外阴。大便后用手纸由前向后擦拭干净即可。月经期间，用温水勤洗外阴，勤换卫生巾，以免血渍成为细菌的培养基；非月经期间坚决不用护垫，以免摩擦及刺激外阴部皮肤，致使局部湿热积聚，引起外阴炎症。

## 治疗阴道炎的食疗方

患有阴道炎者应饮食清淡，忌食用刺激性食物，可以多食用酸奶或富含抗氧化剂的食物，有助于体内有益菌繁殖，抑制有害菌生存，增强机体免疫力。

### 银杏莲子冬瓜籽饮

**材料：**银杏8粒，去芯莲子30克，冬瓜籽40克，白糖15克

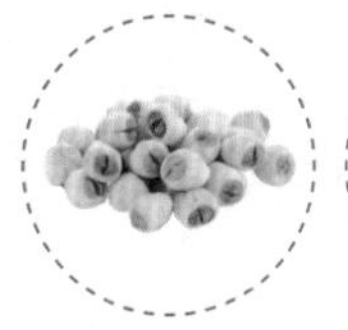
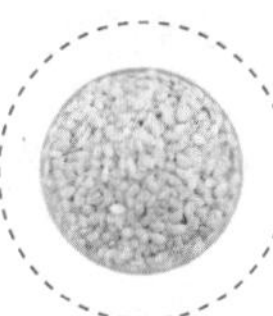

**做法：**

①将莲子提前浸泡10小时；银杏去壳。

②锅中加入清水，放入银杏、莲子、冬瓜籽，大火烧开后转小火炖30分钟，至莲子熟烂，最后加入白糖，拌匀至溶化即成。

**功效：**每天服1~2次，连服2周。此方可以健脾益气、利湿止带，适用于阴道炎且证属脾虚者。

### 马鞭草猪肝

**材料：**鲜马鞭草60克（干品30克），猪肝100~150克，盐少许

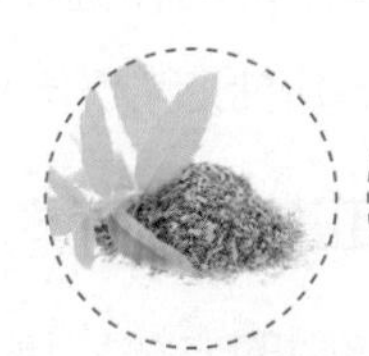
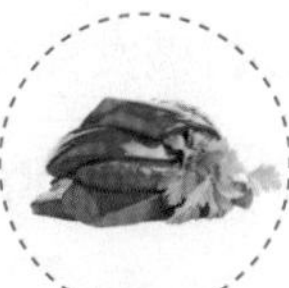

**做法：**

将猪肝、马鞭草切成小块，拌匀放入碗中盖好，放入锅内隔水蒸30分钟，加盐调味即可。

**养生Tips：**每日1服，连服1周。此方可有效治疗外阴瘙痒、白带过多等，具有清热解毒、祛湿利水的功效。

## 荷叶薏仁利水饮

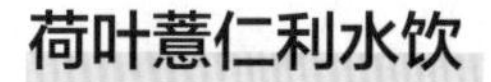

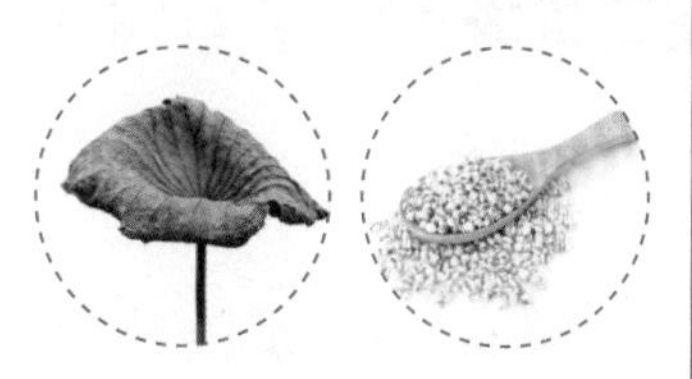

**材料：**荷叶30克，薏米80克，玉米须30克，蜂蜜适量

**做法：**

①锅置于火上，倒入备好的薏米，炒香，盛出炒好的薏米，待用。

②砂锅中注入适量清水烧开，倒入炒好的薏米、玉米须、荷叶，拌匀，大火煮5分钟至有效成分析出。搅拌片刻，盛出煮好的饮品，调入蜂蜜即可。

**养生Tips：**早晚各服2次，连服5~7天。适合阴道炎合并尿路感染小便不利、水肿者。

## 黄芪熟地芡实羹

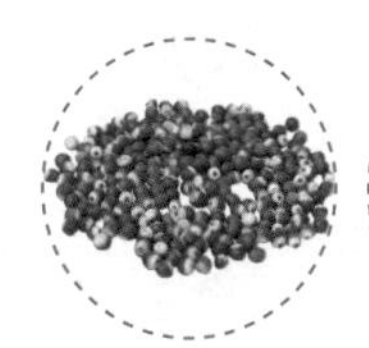

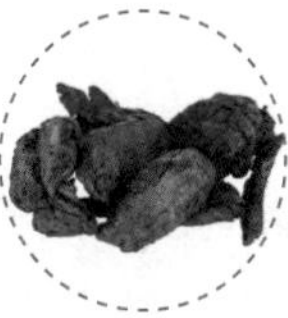

**材料：**芡实粉100克，熟地黄、黄芪各20克，蜂王浆20克

**做法：**

①将熟地黄、黄芪洗净，用清水浸泡约30分钟。

②锅中加入清水烧开，放入熟地黄、黄芪，以小火煎煮约1小时，去渣取汁。

③将芡实粉加入药汁中，边加热边搅拌成羹，离火后调入蜂王浆即成。

**养生Tips：**早晚各服2次，连服5~7天。此方益肾补脾、收涩止带，适用于老年性阴道炎且证属肝肾阴虚者。

# 宫颈炎，小心炎症拖成大病

宫颈炎一般是因宫颈受损或病原体侵袭而引起的炎症，包括子宫颈阴道部炎症、子宫颈管黏膜炎症。宫颈是阻止下生殖道病原体进入上生殖道的一道重要防线，但宫颈管单层柱状上皮本身的抗感染能力却很差，如果女性在遇到性交、分娩、流产、手术等机械性刺激时受损，就容易发生感染。

## 宫颈炎的分类

宫颈炎分为急性和慢性两种，以慢性炎症为多。慢性宫颈炎的症状包括糜烂样改变、宫颈肥大、宫颈息肉、宫颈腺囊肿和宫颈外翻等，中医上又分为脾虚型、肾阳虚型、肾阴虚型、湿毒内侵型；急性宫颈炎主要表现为宫颈红肿、颈管黏膜水肿，常伴急性阴道炎或急性子宫内膜炎，中医上分为湿热蕴结型、肝热脾湿型、热毒内蕴型。

宫颈炎是女性常见妇科病之一，多见于育龄妇女。除了各种不适外，还会影响性生活的质量，影响受孕，还可能诱发宫颈癌。

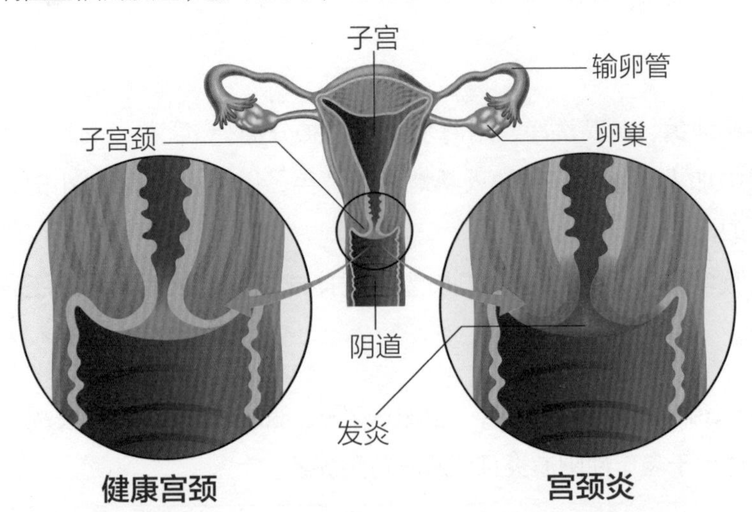

## 宫颈炎的常见症状

宫颈炎患者大部分并没有特别明显的症状，少数患者会出现阴道分泌物增多或阴道异常出血，如同房后出血等。

※ 白带分泌可能增多，呈灰色或淡黄色，有脓，或伴有异味。

※ 异常阴道出血，如性交后有少量出血或在两次月经之间有额外的出血。

※ 外阴瘙痒不适。如果阴道分泌物过多，会刺激外阴有瘙痒感、灼热。

※ 同房时疼痛或出血。如果宫颈周围有炎症，向上蔓延到子宫，就会在同房后出现疼痛感觉，或者阴道出血。

※ 腰腹部酸痛。宫颈炎会导致宫颈充血，或伴有水肿，导致女性在劳累后出现腰腹部酸痛。

※ 如果宫颈炎合并尿路感染，可能出现排尿急迫、排尿频繁、排尿疼痛或排尿困难、发热等。

因此，女性平时要多养护宫颈，注意性生活卫生，避免经期性交；及时避孕，降低人流发生率；在分娩、流产或手术时更应该注意护理，防止宫颈受到伤害。

# 定期做宫颈检查

宫颈病变是妇科常见疾病之一，虽然不可怕，但是小心炎症拖成宫颈肿瘤等大病。由于宫颈炎的症状并不典型和明显，因此患有宫颈炎的女性应定期进行宫颈筛查，早发现、早诊断、早治疗。

**常见的宫颈检查项目**

| 检查项目 | 检查目的 |
| --- | --- |
| 妇科检查 | 一般的妇科检查，可检查出宫颈的大小、外形、质地，宫颈管粗细，是否有接触性出血，以及检查外阴、阴道、子宫及宫旁组织等情况。 |
| 宫颈 TCT | TCT 检测是宫颈病变检查的第一步，是宫颈液基细胞学检查的简称。<br>TCT 能发现早期病变的细胞，比常规巴氏检查更客观、更准确，能做到真正的早期诊断。根据 TCT 的检查结果可进一步进行 HPV 筛查，从中分流出高危人群进行阴道镜检查，必要时做宫颈组织活检，可以提高宫颈癌的筛查率。 |
| HPV 检验 | 检查宫颈是否感染人体乳头状病毒（HPV）； |
| | 子宫附件膀胱及周围组织彩超； |
| | 检查子宫、卵巢、输卵管等，可得知子宫附件是否长肿瘤。 |
| 附加说明：TCT、HPV 联合检查都是阴性的条件下，可 3~5 年复查一次。两种联合检查的准确率能够达到 95% 以上；而单纯做 TCT 检查的准确率只有 60%~70%。 | |
| SCC<br>（查宫颈癌） | SCC 是一种特异性很好而且最早用于诊断宫颈鳞癌的肿瘤标志物。<br>对子宫颈癌有较高的诊断价值，对原发性宫颈鳞癌敏感性为 44%~69%，复发癌敏感性为 67%~100%，特异性为 90%~96%。 |

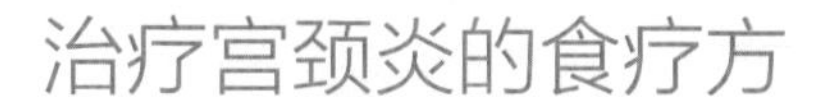

## 治疗宫颈炎的食疗方

### 艾叶煮鸡蛋

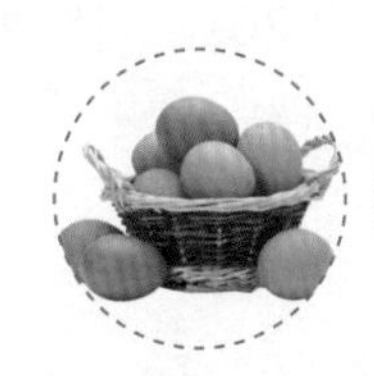
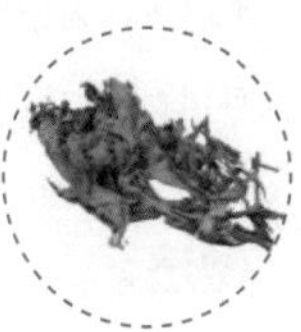

**材料：** 鸡蛋2个，艾叶15克

**做法：**

①将艾叶、鸡蛋放入清水中洗净。

②锅中加入适量清水，放入艾叶以大火煮沸，转小火煎煮20分钟，去渣留汁，放入鸡蛋一起煮10分钟，食用鸡蛋。

**养生Tips：** 每日早起服用，连服1周。此方能理气血、滋阴润燥，适用于宫颈炎。

### 雄乌骨鸡汤

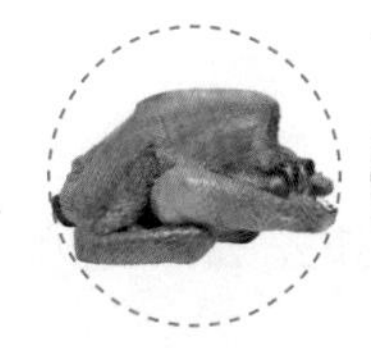
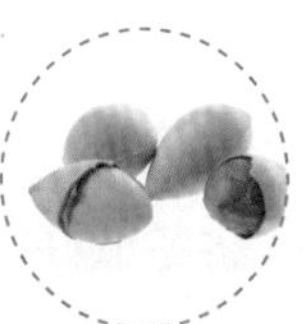

**材料：** 雄乌骨鸡1只，莲肉、白果、粳米各15克，胡椒30克

**做法：**

将胡椒、莲肉、白果、粳米研成细末，放入鸡腹内，将鸡放入砂锅煮到肉烂熟，空腹食用。

**养生Tips：** 每周服1~2次，连服1个月。此方适用于脾虚型宫颈炎。

## 鸡冠花汤

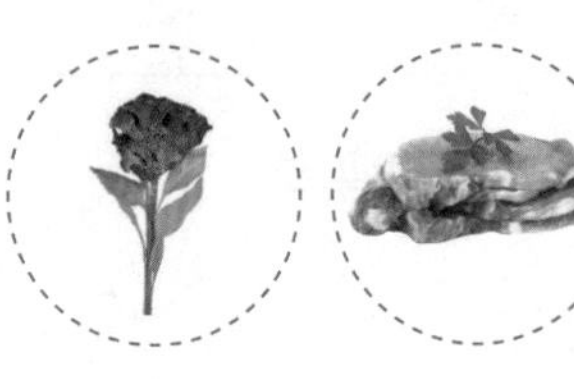

**材料：**鸡冠花20克，猪瘦肉100克，大枣10颗，盐适量

**做法：**

①将猪瘦肉洗净，切小块；鸡冠花、大枣洗净，大枣去核，切片。

②砂锅中放入洗净的食材，加适量清水大火煮沸，改用小火煮30分钟，加盐调味后可饮汤食用。

**养生Tips：**每日服1次，连服5~6次。此方适用于急性宫颈炎。

## 冬瓜籽汤

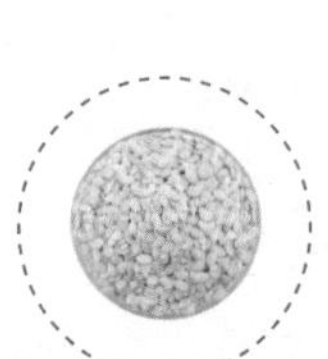

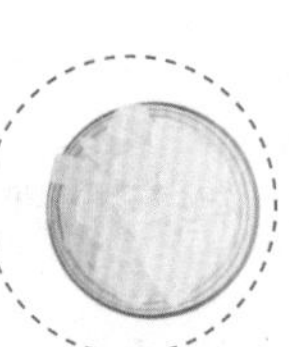

**材料：**冬瓜籽90克，冰糖90克

**做法：**

将冬瓜籽捣烂，加等量冰糖和水煎好即可饮用。

**养生Tips：**早晚各服1次，2周为1个疗程。此方可治疗白浊、带下、水肿等症，对宫颈炎有很好的疗效。

# 子宫肌瘤和卵巢囊肿，**不可掉以轻心**

子宫肌瘤是子宫平滑肌组织增生形成的良性肿瘤，是女性妇科病中最常见的良性肿瘤，多发生于30~50岁妇女。很多患者并无明显症状，部分患者会出现月经异常、腹部肿块、白带增多、下腹坠胀等症状。

卵巢囊肿是卵巢内或其表面形成的囊状结构，囊内含有液体或固态物质，也是女性群体常见的妇科疾病，在育龄期女性中发病率较高，闭经后的女性中也有发生。大多数患者的卵巢囊肿可自行消失，不会对人体造成损害；但部分患者的囊肿会不断增大，出现下腹部不适、月经异常等症状，若治疗不及时还会出现囊肿破裂、蒂扭转、感染等继发病变，会引起腹痛、呼吸急促、头晕休克等严重症状。

子宫肌瘤和卵巢囊肿都是育龄期女性的常见病或多发病，现在很多年轻女性朋友也会得。虽然子宫肌瘤和卵巢囊肿都属于良性疾病，但是女性朋友们仍然不能掉以轻心，如果发现自己有卵巢囊肿和子宫肌瘤的早期症状，应及时去医院做进一步检查和积极治疗，可以有效控制住病情、缓解症状。此外，还可以从生活习惯及食疗方面进行积极的预防。

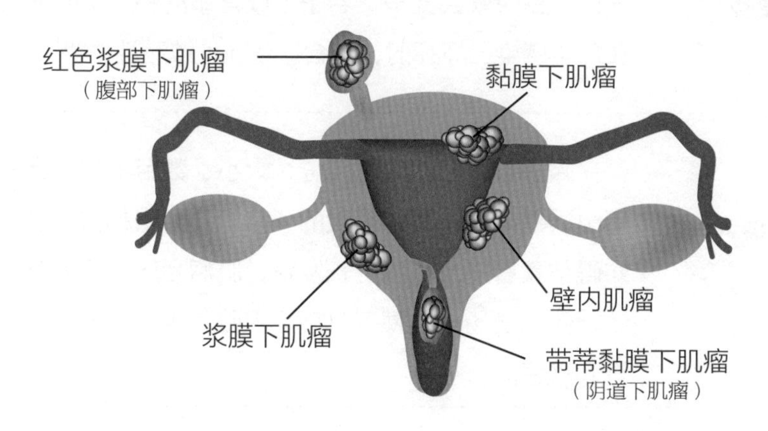

# 子宫肌瘤和卵巢囊肿的早期症状

## 子宫肌瘤的早期常见症状

**子宫出血**

子宫肌瘤最主要的症状就是子宫出血，其中以周期性出血较多，比如月经量增多、经期延长或缩短。也有的人不具有月经周期性的不规则阴道流血。

**腹部会有包块或压迫**

当子宫内肌瘤生长到使子宫增大超过3个月妊娠子宫大小，或位于宫底部的较大浆膜下长了肌瘤时，患者可在腹部摸到包块，尤其在早晨膀胱充盈时更为明显，这种包块呈实性，可活动，无压痛。

**下腹坠胀感**

大部分情况下，子宫肌瘤不会引起疼痛，但会感觉到下腹坠胀或腰酸背痛。当浆膜下肌瘤发生蒂扭转或子宫肌瘤发生红色变性时，也可导致急性腹痛。

**白带变多**

子宫腔增大后，子宫内膜腺体就会增多，加上盆腔充血，白带就会变多。若子宫或宫颈的黏膜下肌瘤发生溃疡、感染、坏死时，还会产生血性或脓性白带。

**不孕与流产**

因子宫肌瘤的生长部位、大小、数目不同，会导致不孕，易流产。比如较大的子宫肌瘤会引起宫腔变形，妨碍孕囊着床及胚胎生长发育；肌瘤会压迫输卵管，导致管腔不通畅；黏膜下肌瘤可阻碍孕囊着床或影响精子进入宫腔。

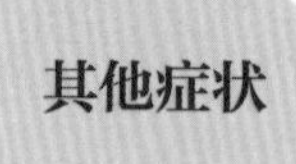


极少数子宫肌瘤患者若产生异位激素，可能导致红细胞增多症，造成低血糖。还有一些女性，若长期月经量过多或不规则阴道流血，可能引起失血性贫血，较严重的贫血多见于黏膜下肌瘤患者。

## 卵巢囊肿的早期常见症状

**腹围增粗、腹内肿物**

若女性发觉自己腹部增大，或按腹部时发现腹内有肿物，加之腹胀不适，要及时到医院检查是否患有卵巢囊肿早期症状。

**下腹部不适、坠胀感**

大部分功能性卵巢囊肿患者不会有明显不舒服的症状，但随着囊肿体积的增大，可能会逐渐感到下腹部不适、坠胀。

**腹痛**

一般卵巢肿瘤无并发症，极少疼痛。若卵巢瘤患者明显感觉腹痛，尤其突然腹痛者，多是瘤蒂发生扭转，或肿瘤破裂、出血、感染所致。此外，恶性囊肿多引起腹痛、腿痛，疼痛往往使患者以急症就诊。

**月经紊乱**

一般患有一侧卵巢或双侧卵巢囊肿，并未破坏所有的正常卵巢组织，大多数不会引起月经紊乱，但若女性经常月经紊乱，则可能是卵巢囊肿的早期征兆。

## 日常养护卵巢小秘诀

### 早睡早起，养成良好的睡眠习惯

女性应尽量避免熬夜，入睡前不要看太长时间电子产品，不喝咖啡、浓茶，以免过度刺激神经兴奋，保持良好的新陈代谢，减慢卵巢衰老的速度。

### 膳食合理，保持营养均衡

保养卵巢要注意平时饮食营养的搭配，多吃鱼、肉、蛋、奶等富含蛋白质的食物，如果优质蛋白不足，卵巢分泌激素和合成激素就会受到影响。很多女性因为减肥而节食，长期下去会处于营养不良的状态，卵巢分泌会受到影响。

### 保持好情绪，释放精神压力

有一些女性因为工作、生活等压力，导致情绪不稳定、焦虑过度。长期处于精神高度紧张的女性看起来会更显衰老，女性身体中的免疫活性物质分泌量也会减少，进而引起卵巢功能早衰。女性若想保养卵巢，保持愉快的心情和稳定的情绪是关键，要学会调适自己的精神压力。

### 运动可以延缓卵巢衰退

久坐不动、缺乏锻炼的女性，会更容易出现卵巢功能早衰。每周保持适量的运动，比如跳绳、游泳、慢跑和瑜伽等，可以促使人体减少抑制性神经递质的释放，延缓中枢疲劳及卵巢衰退。

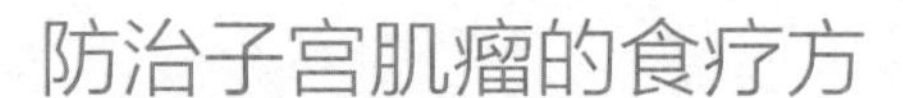

# 防治子宫肌瘤的食疗方

## 核桃仁粥

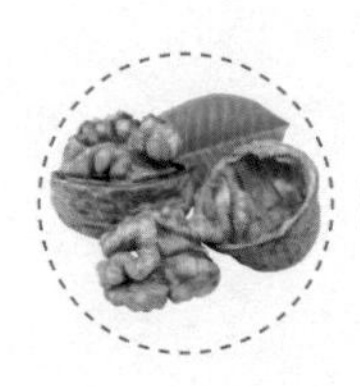
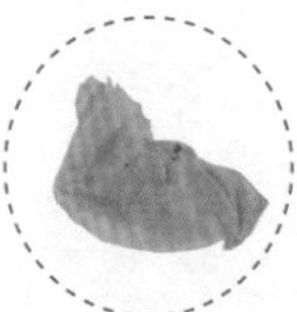

**材料：**核桃仁15克，鸡内金10克，粳米100克

**做法：**

①将核桃仁、鸡内金捣成粉，加清水研制去渣。

②锅中注入清水，烧开加入洗净的粳米，倒入去渣后的核桃仁、鸡内金，同煮30分钟至粥熟软，即可食用。

**养生Tips：**可以分顿食用，连服7天。此方适用于气滞血瘀、腹中瘀滞疼痛的子宫肌瘤患者。

## 花生丁香猪尾汤

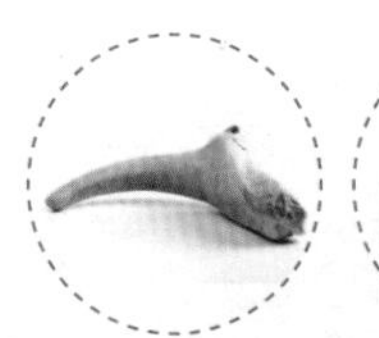
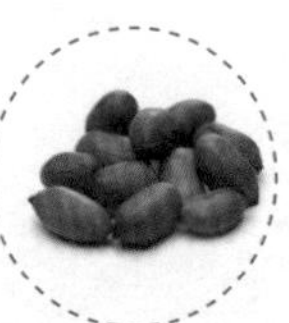

**材料：**猪尾90克，丁香、花生各适量，盐少许

**做法：**

①猪尾洗净斩成段，放入开水中汆烫，捞出沥干。

②砂锅中加入清水烧开，将汆烫过的猪尾、丁香、花生放入，大火烧开后小火煲2~3小时，然后加盐调味即可。

**养生Tips：**每周喝1~3次，可连服1个月。此方对寒凝血瘀所致的子宫肌瘤有不错的疗效。

# 增强免疫力

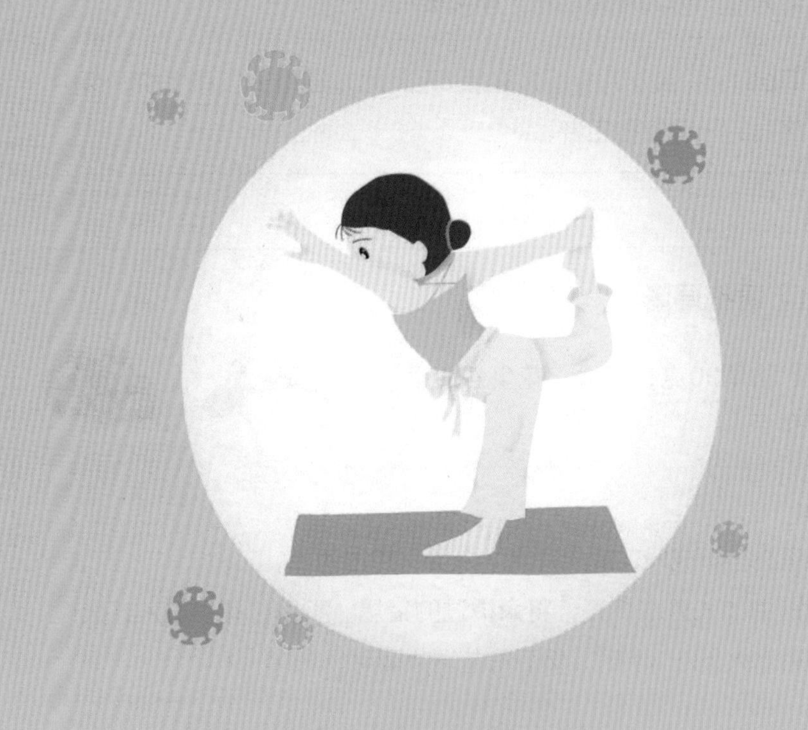

05

# 巧妙祛除湿气，让百病难侵

湿气本来不是病，但当湿气在体内积滞变成“湿邪”，就会引发各种疾病。俗话说“千寒易除，一湿难去”，可见湿邪非常难治。但我们可以根据季节变化及不同的湿气之症，进行有效的防湿、祛湿，增强免疫力，从此让百病难侵。

# 关于人体湿气，**你了解多少**

## 湿气是怎么产生和运化的

中医认为，“湿”广泛存在于大自然中，一年有春、夏、秋、冬四季更替，伴有风、寒、暑、湿、燥、火六种气候的变化，中医称之为“六气”“六邪”。六气之中以湿为首，湿气可以滋养大地，促使万物生长。人体的生理和代谢活动均离不开水湿，它对于调节体温、滋养皮肤、滑利关节都起着重要的生理作用，也是口腔、眼睛及各种腺体的润滑剂。

但是当人体的湿气太盛，超过了人体的代谢能力时，加上人体若阳气虚弱，体内多余的水湿不能通过排尿、汗液等形式排泄出去，瘀积在体内，就变成了“湿邪”。

湿气又分为外湿和内湿。外湿是来自大自然、气候、居住环境等外界的湿气。若长期待在潮湿的环境中，外湿就会侵入体内变成湿邪，引起腰酸腿痛等病症。内湿是来自人体内的湿气。脾胃是产生、运化水湿的主要器官，

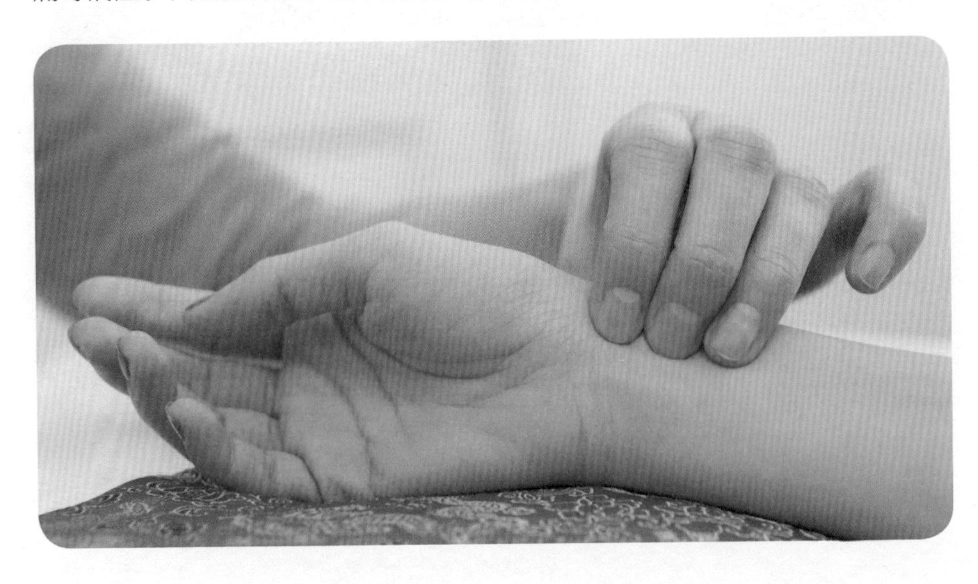

一旦我们的脾胃功能失调，水湿不能及时代谢出去，体内就会产生湿邪。久坐而伤气，长虑而伤脾，再加上饮食习惯不好或不规律、经常熬夜，损伤阳气，体内就会积聚湿气，出现脾胃功能失调、精神体力不济、困倦无力、腹胀恶心、食欲不佳、肌肉关节酸痛、下肢水肿、女性白带多，以及口臭、舌苔厚白等症状。

上文说过，湿邪是风、寒、暑、湿、燥、火“六淫邪气”中的一种，也最难治疗。湿邪最容易渗透，与其他邪气合并演变成其他疾病。湿气遇寒则成为寒湿，遇热则成为湿热，遇风则成为风湿痹症。

那么，湿气是如何在体内运化的呢？

《黄帝内经·素问》中写道：“饮入于胃，游溢精气，上输于脾，脾气散精，上归于肺，通调水道，下输膀胱，水精四布，五经并行。”人体内湿气的产生与运化与人体的水液代谢系统有着密切的联系，还有心、肝、脾、肺、肾五脏的参与。

人体水液皆源于日常饮食，通过胃、脾、大小肠等消化吸收而生成。在此过程中，脾胃在水液代谢过程中起着升降枢纽的作用。胃将食物受纳、腐熟，脾将这些水谷精微运送至各脏腑的同时，还把人体所需要的水液（津液）通过心肺运送到全身各组织中，滋养濡润全身，同时又把各组织器官利用后的水液及时地转输给肾，通过肾的气化作用形成尿液，送到膀胱，排泄于外，从而维持体内水液代谢的平衡。

肺接受了脾转输的大量水液，通过宣发肃降作用，将其散布至周身。其中一部分水液经肺的宣发作用，随卫气而运行于体表，外达四肢官窍，用以濡养肌肉、润泽皮肤，而代谢以后的废料和剩余的水分通过阳气的蒸腾，化生成汗液从汗孔排出；另一部分水液经肺的肃降作用，以心脏为动力，随营气循经脉而运行于体内，以濡养五脏六腑，灌注于骨节和脑髓之中，被机体组织器官利用之后，又集聚于肾。另外，在肺的呼气运动中，也排出了少量的水汽。

肾为主水之脏，集聚于肾的水液在肾的气化作用下，被泌别成清浊两部分。其清者，通过肾中阳气的蒸腾气化作用，又复上归于肺，由心肺再布散至周身，以维持体内的正常水液量；其浊者，通过肾中阳气的温化推动作用，不断地运化生成尿液，并且向下输送至膀胱。当膀胱内的尿液积到一定量时，就会产生尿意，从而及时、自主地经尿道而排出体外。

这就是人体水液完成代谢的全过程。这需要五脏六腑的协同配合，其中任何一个脏腑的功能失调，都会引起水液的输布排泄障碍，从而使水湿停留于体内，湿邪便会悄然产生，久而久之人体的免疫力也会降低。这也是为什么人体容易产生湿邪。

所以，若想身体健康，不受风、寒、湿、热等内外邪入侵，就要调养好我们的五脏六腑，防外湿、调内湿，使气血顺畅。体内的水湿正常代谢，就不会产生多余的湿邪，亦不会受外邪侵袭。

## 湿气的三大特点

我们体内的湿气有三大特点：

**笨重浑浊**

湿气常常依附在我们身体的某些部位，与周围的物体密切结合。这就像一件湿衣服比干衣服重很多，所以当我们体内湿气严重的时候，就会觉得身重头沉、倦怠乏力、四肢沉重。此外，湿气还很浑浊，导致气血不畅，长期聚集体内又无法祛除，从而滋生各种疾病。

**难以治愈**

俗话说“千寒易除，一湿难去”。湿气本身就有黏腻重浊的特点，非常不容易排出体外，且往往又与外界的风、寒、暑、热等邪气纠缠在一起，有风湿、寒湿、湿热等多种类型，如果不对症处理，便更加难以祛除。

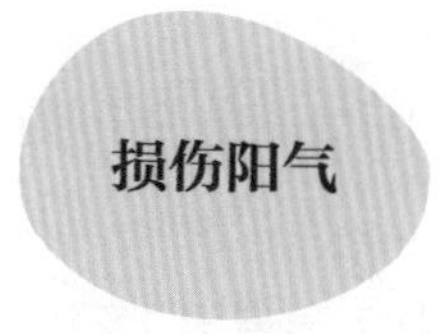


湿气本质上属于阴邪，具有黏腻难缠的特点，又与脏腑经络联系密切，导致气机升降无能，阻遏气机、损伤阳气。因此，患有湿气病的人一般阳气都不足，表现为脸色苍白、浑身无力等。

## 湿气过重给女性带来哪些危害

女性若体内湿气过盛，会产生湿邪，造成气血不畅、元气受损，轻者皮肤长痘、变差，精力不济，重者引起各种妇科、慢性疾病。湿邪往往是百病之源，是女性健康的一大隐患，会对我们的身体产生较大的影响。

### 皮肤变差

女性体内湿气重就会堵塞血管，导致血液流通不畅，油脂分泌过剩，不利于体内有毒物质的排除，皮肤就会不健康，如面容粗糙、暗黄无光泽、雀斑、痤疮等。体内湿气越重，在脸部皮肤上体现得就会越明显。

女性若偏食辛辣等食物，或长期熬夜，还会造成肝胆、脾胃功能失调，邪热犯胃，内生湿邪，耗损身体阳气，气血运行、毒素排出缓慢，人体内部就变成了堆满废弃物与毒素的“垃圾场”，痘痘、痤疮、疹子、口臭等自然就会找上门来，皮肤变得干燥、松弛，使我们看起来比实际年龄要大。

### 精力变差

湿邪缠身的女性，阳气不足，人就容易变得困倦、嗜睡、疲劳无力，精神萎靡不振、失眠，进而影响睡眠、学习和工作。

许多体内湿气较重的人还会觉得嗓子里总有一种黏腻不干净的感觉，有痰却吐不出来，身体沉重，四肢水肿，大便黏腻不畅、小便发黄浑浊。虽然没什么大毛病，但就是感觉全身上下都不舒服，精力不济，整个人都变得懒言少动。体内湿气重的人还往往嗜睡，睡眠质量却不佳，起床后仍困倦乏力。

## 产生疼痛

湿邪浸淫人体，则留滞于脏腑经络，影响气机升降，阳气不能散布通达，会感到周身困重、四肢酸楚、关节疼痛等症状。

若遇到雨水多、湿气重的季节，还很容易发病，尤其患有风湿者更是颈肩痛、腰酸痛、后背痛、下肢酸痛、关节痛、小腿抽筋不断。此外，这个季节吃过多生冷、肥甘厚腻等食物，也会导致脾胃受损、脾气虚弱、全身酸痛。

有的女性常常腹痛，往往是因为盆腔炎、宫颈炎、子宫肥大症等引起的，这些均与体内寒湿、湿热有关。如果湿热藏于体内，阻滞气血运行，就会“不通则痛”。

## 易发妇科病

女性以血为本，血化生于脾，贮藏于肝，疏泄于肾，所以肝、脾、肾三脏与妇科疾病有着密切的关系。而三者与人体的水液代谢也关系密切，肝主疏泄以行津液，脾司运化而主水湿，肾为水脏而主排泄。

有的女性情志不畅，尤其到了更年期，性情变得更加暴躁，常常焦虑失眠。长期郁闷的情绪会影响肝的疏泄功能，导致津液代谢障碍，形成湿邪。湿性趋下，就会产生白带异常、外阴瘙痒等症状，如果湿邪蕴结在体内，还会导致不孕、盆腔炎等。

湿邪还是导致痛经的主要原因，以寒湿最为常见。寒主凝滞，子宫因为寒湿气血失和，引起血瘀，不通则痛。

《女科切要》说：“肥白妇人，经闭而不通者，必是湿痰与脂膜壅塞之故也。”女性如果体型肥胖、闭经过早，多因湿气瘀阻造成气血不畅而引起，一般多与痰湿有关。

女性若湿气困阻脾胃，还会导致脾胃变得虚弱、运化功能失调，湿气瘀积无法排出，随之湿热向下流泄，导致白带量多、异味。

若湿邪导致肝、脾、肾功能失常，湿热之邪蕴结在下阴部位，就会导致女性外阴瘙痒。

### 导致肥胖

俗话常说“十胖九湿”，女性体内湿气重，会阻碍气机运行，导致身体代谢下降，体内的“垃圾”代谢不出，从而堆积在下身腹部、腿部，形成水肿、虚胖。

### 各种慢性病

湿邪是万病之源，为黏腻之邪，难以祛除，还可发于人体各个部位，传导至五脏六腑、经脉、四肢等处，许多慢性疾病都是因为体内有湿邪聚集而引起的。

如果湿邪停留在肝脏，日久则易造成肝胆湿热，以致肝失疏泄，胆汁外溢，诱发慢性肝炎等疾病。

如果湿邪停留在肾脏，先由湿热之邪入侵，或感风邪夹湿，一旦风邪离去，湿邪化热留于体内为患。若及时清利湿热，湿热未伤阴，则病情易于控制；一旦湿热伤阴，病情缠绵不愈，则可能转为慢性肾炎等肾脏疾病。

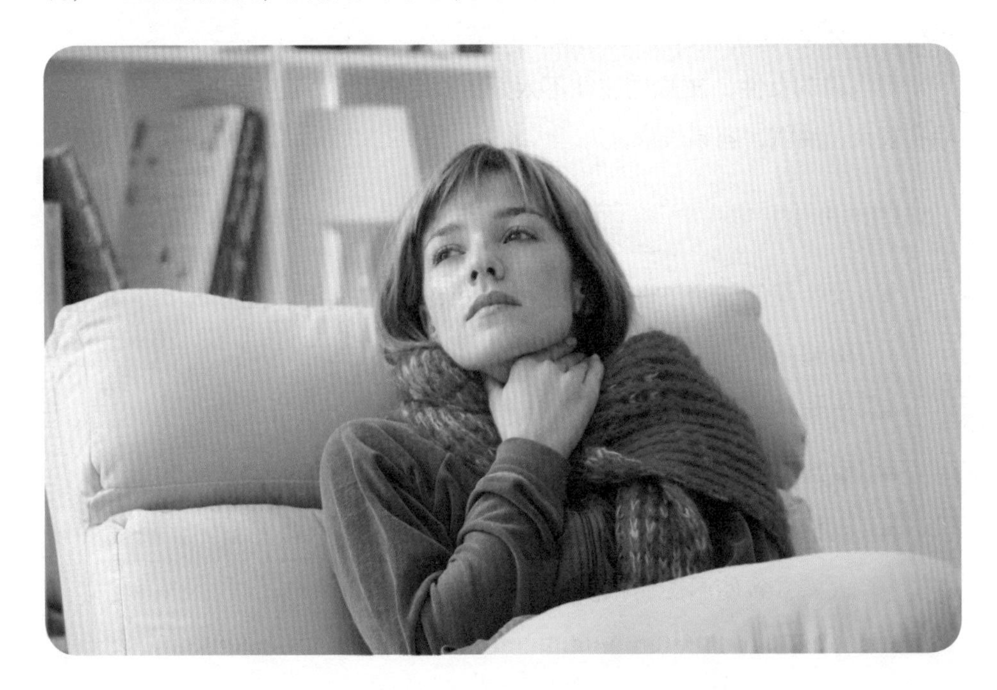

# 女性如何自我诊断**湿气重不重**

如果女性体内有湿邪停滞，寒邪入侵而不自知，就会引起许多疾病。所以平时我们应该学会对自己的身体进行自查自检，进行初步诊断，及早发现湿邪入侵身体的信号，从而对症治疗，及时调理，防患于未然。

如何才能自我诊断湿气重不重？《黄帝内经》认为“有诸形于内，必形于外”，人体内若有了疾病，就会在身体表面显现出来。我们可以通过五官表现以及人体的局部变化来判断身体内湿气滞留情况。

## 观面色

女性的面色同五脏功能、气血密切相关。当机体功能健康、气血生化旺盛，肌肤就能得到充分滋养；反之，当机体功能低下，湿邪入体，影响气血运行，就会导致肌肤失养，面色缺少光泽。

湿气重的女性，皮肤也往往不太好，面色多呈现黄色或者蜡黄色，皮肤毛孔较大、油腻，容易长痘。

### 面色自我诊断信号

- 女性面色红润，容光焕发，则提示着气血充足、五脏调和、身体健康。
- 女性面色偏黄、有虚肿，则提示脾虚生湿。
- 女性面色萎黄泛红，尿色偏黄或偏红，提示体内有湿热。
- 女性面部经常长痘痘，而且一直不好，提示脾胃湿热，阴虚火盛，致使湿热瘀积。

- 女性面容长斑，提示脾虚湿盛，导致气血瘀滞皮下，上蒸于颜面。
- 女性面色萎黄、有水肿，唇白，提示气、血亏虚，脾胃不和，体内有虚湿。
- 女性面色发白，可能是虚寒或失血过多所致。
- 女性面色发黑，或因长期熬夜所致，或因血瘀寒积所致。

## 察口腔

有的女性如果每天坚持口腔清洁，依然有口臭、口气重的问题，那么就要警惕是否体内有湿热瘀积了。

因为若口腔出现异味，除了口腔卫生之外，还有可能是你的身体出了问题。体内湿气重者会影响消化道功能，从而产生口臭的现象。还有一些人偏爱吃油腻、刺激等食物，导致体内痰湿加重，会加剧口腔异味。

此外，口腔与肝、脾等脏腑功能也有着密切关系。若肝气不和、脾气虚弱，运化失调，消化系统紊乱，导致唾液中淀粉酶分泌异常，也会出现味觉失常。

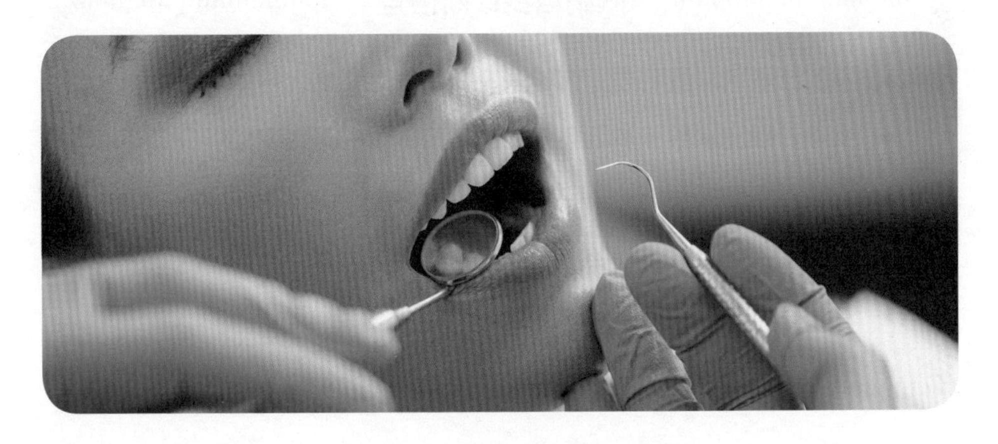

**口腔自我诊断信号**

- 女性若有口臭或口气重，脘痞胸闷，脸上长痘，提示脾胃积热，体内有湿热。
- 女性若感到口内发甜，经常口干，气短、体乏，提示痰湿困脾，脾胃热蒸。
- 女性若感到口内发苦，面色偏红、小便色黄，多因脾胃湿热熏蒸肝胆所致。
- 女性若口腔溃疡反复不好，多为体内寒气瘀积所致。
- 女性若感到食不知味、小便不利，多由寒湿困脾引起。

## 看眼睛

《黄帝内经・灵枢》中记载："五脏六腑之精气，皆上注于目而为之精。"眼睛是人体最脆弱的地方，也是神经最多、皮肤最薄的部位。一旦体内五脏六腑失调，湿气瘀积，眼睛就会变得水肿。

**眼睛自我诊断信号**

- 女性若眼睛清澈明亮、有神采，提示气血充足、身体健康。
- 女性若眼皮水肿，多因肠胃功能不足，体内湿气积聚所致。
- 女性若下眼袋明显，提示脾气不足，水湿运化不畅，体内有水湿滞留。
- 女性若有黑眼圈，提示脾虚湿盛。

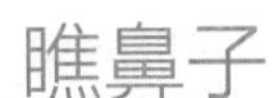

## 瞧鼻子

脾胃虚弱是体内湿邪产生的根源，而鼻头周围就是反映脾脏生理、病理变化最明显的区域。如果鼻头发红，可能脾胃有热证，消化不好；若脸上和鼻子经常出油，黑头增多，则说明体内湿毒严重。

### 鼻子自我诊断信号

- 女性若鼻尖偏黑，提示体内湿气较重。
- 女性若鼻头、鼻翼发红，有“酒糟鼻”，提示脾胃实热，属于湿热。
- 女性若鼻头发黄，皮肤缺少光泽，提示脾气两虚，水湿内停。
- 女性若面容、鼻子处经常冒油，提示体内有痰湿。

## 看舌苔

中医讲，“舌为心之苗，又为脾之外候”，舌苔则由胃气所生，可以客观地反映我们的身体状况，这也是为什么我们去看中医时，医生常看舌苔的原因。身体健康，则舌淡红而润泽，舌面舌苔薄白、干湿适中；若舌苔又厚又白，则说明体内湿气过重，水湿滞留。

在自我诊断舌苔前应漱口，面向亮处，舌尖下弯不要卷缩，露出大部分舌体。也不宜进食，尤其不要食用一些会将舌苔染色的食物，如蓝莓、火龙果等，这些食物会造成干扰，无法确切观察到舌苔的颜色与状态。

**舌苔自我诊断信号**

- 女性舌苔若是淡淡的薄白，不滑不燥，较为湿润，提示身体健康。
- 女性舌苔若中心发黄，腻厚不润，口内发苦，排尿量少，尿色赤黄，提示体内湿热较重，湿犯三焦。
- 女性舌苔若发白，舌质偏白，提示体湿脾虚、气血两虚。
- 女性舌苔若发黑，提示脾胃功能差，体内有很重的寒湿。
- 女性舌体若肥胖，舌苔腻而润，发困胸闷，提示体内痰湿较重，痰浊上逆，肠胃的消化功能差。
- 女性舌质若松软无弹性，舌体肿大有水肿，或边有齿痕，体乏无力，提示体内脾虚湿盛，属于虚湿。

## 看粪便

体内是否出现湿热的症状，其实可以从大便的颜色和形状上看出来。正常人的大便是金黄色、香蕉形的。若大便颜色发青，溏软不成形，且还有排不尽的感觉，则体内可能存在湿气。如果这种情况持续时间较长，宿便产生的毒素在体内积留，可能会造成腹痛、腹泻等疾病。

**粪便自我诊断信号**

- 女性若大便臭垢、黏腻不成形，经常感觉排不干净、粘马桶，可能伴有口苦、口臭，则提示体内有严重湿热。
- 女性若大便不成形，比较碎，但气味不重，不粘马桶，提示体内有寒湿。

## 起床感觉

若早晨起床之时常常感到特别疲劳，四肢沉重，头昏脑涨，没有精神，整个人浑浑噩噩，全身就像穿了一件湿衣服一般，很不清爽，就要警惕体内有湿气瘀积了。

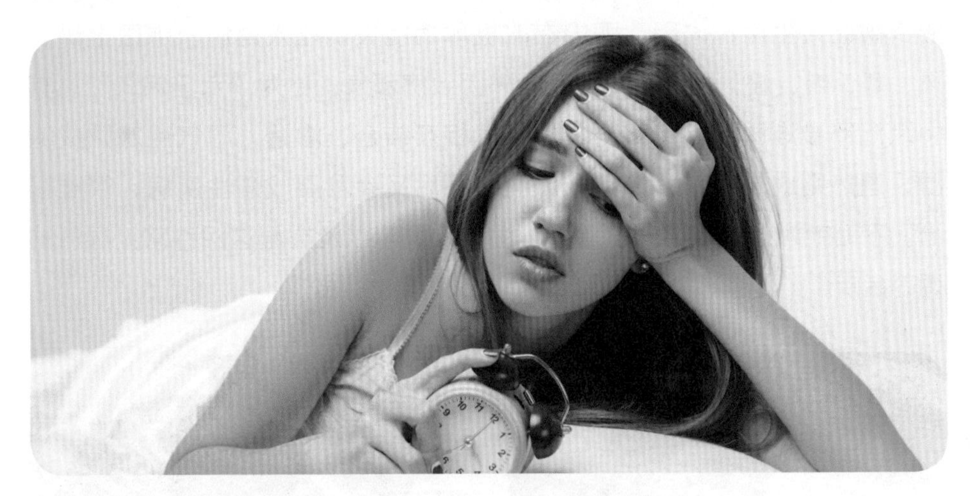

## 下肢水肿

《黄帝内经·素问》中记载“伤之湿者，下先受之”，意思就是若湿邪成疾，人体下肢部位会首先受到侵害。如果下肢出现水肿，这可能就是体内有湿气。还有的人每当下雨或下雪天，气温骤降时，四肢关节就会出现疼痛、活动受限，则说明体内有风湿存在。

## 其他信号

如果女性体形虚胖、水肿，经常感到腹胀、体力不济，身体免疫力较差，则说明体质存在虚湿状况；还有的女性经常长湿疹，犯困懒动，说明体内可能有严重湿毒，导致皮肤出疹；有的人头发爱出油，发丝总是粘在一起，头皮屑多，则说明体内有痰湿。

# 女性常见体内四种湿气**调养指南**

人之所以会生病，无外乎外因和内因两种因素。外因，即大自然异常的气候让人生病；内因，即内在的机体功能失调让人得病。中医上讲，风、寒、暑、湿、燥、火乃是六大外因致病邪气，称为“六淫邪气”。其中以湿邪最难调节，又常与其他邪气相互结合、渗透，湿气遇寒则成寒湿，遇热则成湿热，遇风则成风湿，最后又会发展成慢性疾病，很难根治。下面就为大家介绍一下寒湿、湿热、风湿以及虚湿这四种常见湿气的调养指南。

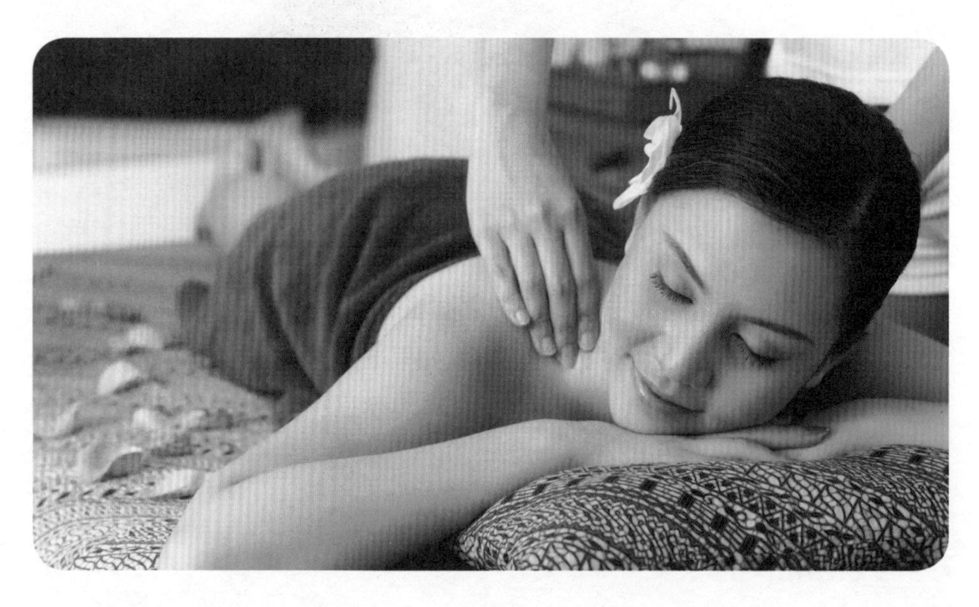

## 寒湿最伤阳气

体内如果有湿邪存在，则身体气血运行不畅，会影响各脏腑器官正常发挥功能，如心肺运送气血、代谢水液功能不足，肝脾疏泄运化失常，肾脏封藏精气功能下降。而湿邪与寒邪同为阴邪，体内既有湿邪，又有寒邪侵袭，就会形成寒湿，损害人体阳气，出现四肢冰冷、恶寒、胸闷咳嗽、痛经等症状。寒湿还会致使人体功能紊乱，如肾阳不足、肾气虚，引发血液亏虚等症状；脾胃失常，会出现腹痛、反胃、不思饮食等症状。

女性若不爱运动、久坐不动、过度节食，均会造成脾胃虚弱，气血运行缓慢，从而阳气不断流失，体内瘀积出湿邪。内在气机积滞，外邪也会趁机入侵人体，外在的寒邪遇上了内在的湿邪，体内就形成了寒湿。

阳虚体质的女性特别容易得寒湿。如果寒湿停滞在头部，会造成头痛、头晕等症状；如果停滞在四肢，就会造成手足冰冷、畏寒怕冷等症状；如果停滞在腹部，就会造成腹痛、腹泻、月经不调、痛经、白带异常等症状。

## 调养指南

**生活中祛寒湿小妙招：**

- 少吃寒凉食物，避免身体的热气外泄。
- 动则生阳，运动可以产生大量的热量、提升体内阳气、祛除寒湿、让全身气血循环畅通。此外，运动流汗还是最佳的排寒祛湿的方式。
- 多用艾叶泡脚。艾叶性温，可理气活血、温经止血、散寒止痛，用艾叶泡脚可以促进气血循环、生发阳气、温通经络、助阳散寒，可帮助祛除寒湿，调节阴阳平衡。
- 多晒太阳。晒太阳可以帮助身体生发阳气，排湿祛寒。但在夏季晒完太阳后不宜立刻进入冰冷的空调房，会造成汗液内敛，影响排寒湿。

## 祛寒湿特效穴位

### 神阙穴

神阙穴即人体的肚脐，位于肚脐中央。神阙为任脉上的阳穴，命门为督脉上的阳穴，二穴前后相连、阴阳和合，是人体生命能源的所在地。

神阙是外界联系内脏的门户，最易进入寒湿之邪，具有益气健脾、温阳散寒、疏通经络、补益气血的功效。

阳气不足的女性尽量少穿露脐装，平时要注意肚脐保暖。若腹部受凉，很容易出现腹痛、腹泻、痛经、月经不调等症状。

**按摩方法：**平卧位，将一个手掌放于神阙穴上，沿顺时针和逆时针方向分别用力按摩1分钟。

**艾灸方法：**取鲜生姜1片，放在肚脐上，然后用艾炷灸，每次约3壮。或将艾灸盒放在肚脐上，每次灸30分钟。

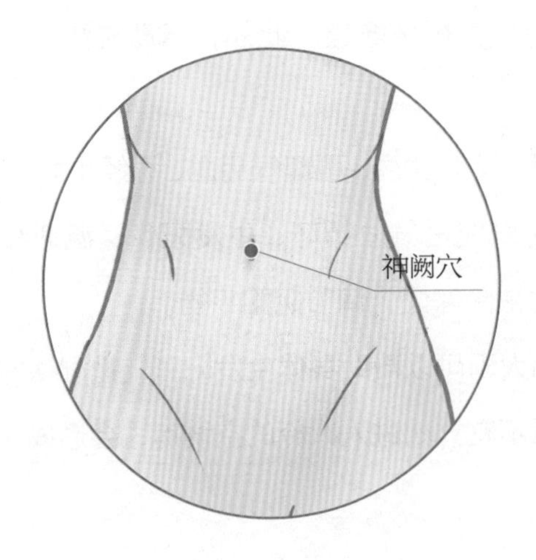

## 涌泉穴

涌泉穴位于足底部，蜷足时足前部凹陷处，约当足底第二、三趾趾缝纹头端与足跟连线的前1/3与后2/3交点上。取穴方法很简单，当我们弯曲脚趾时足底前部出现的凹陷处就是涌泉穴。

涌泉是人体足少阴肾经上的要穴，是人体的“长寿穴”之一。经常按摩涌泉穴，可以祛除寒湿、补充阳气、缓解疲劳，还可以滋阴益肾、平肝熄风、强筋壮骨。

**按摩方法：**用拇指指腹或手掌来回推按穴位，用同样的方法按摩另一侧穴位，按摩约100次，以有热感为度。

**艾灸方法：**用艾条以温和灸法灸治两侧涌泉各10~15分钟。

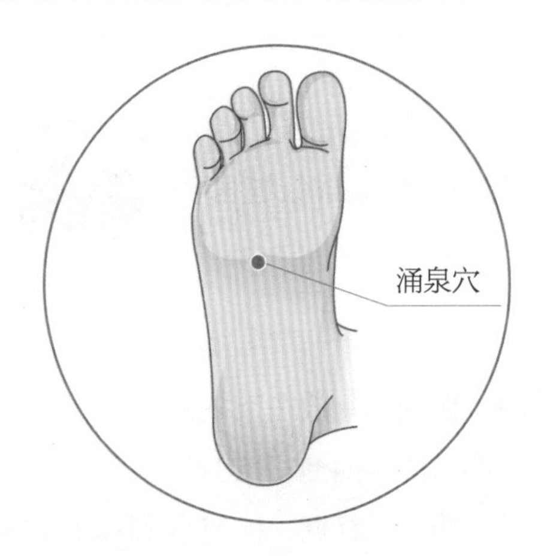


**艾叶泡脚方法：**取艾叶 50 克，用水将艾叶煮开，之后加凉水或待温度降到 40℃左右，泡脚半小时左右，以额头或者全身微微出汗为佳，时间不可过长。可每天泡脚以温热涌泉穴，但用艾叶泡脚不可过频，隔 1~2 天泡一次即可。

**食疗补气血、祛寒湿**

体内寒湿重的女性，要少食用虾、蟹、贝等寒凉类的海鲜，多食牛肉、羊肉、洋葱、韭菜、葱、生姜、红豆、紫薯、冬瓜、南瓜、小米、薏米、山药、芡实、大枣、桂圆等温热性质、健脾化湿、行气利水的食物，有助于温暖身体、补益气血、祛除湿气。

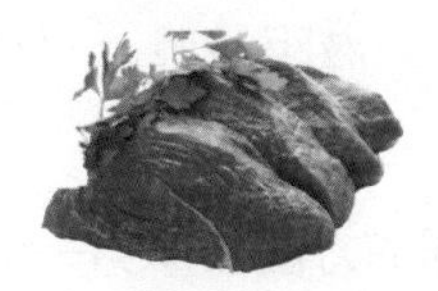
—牛肉—

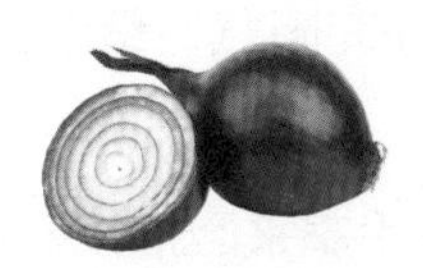
—洋葱—

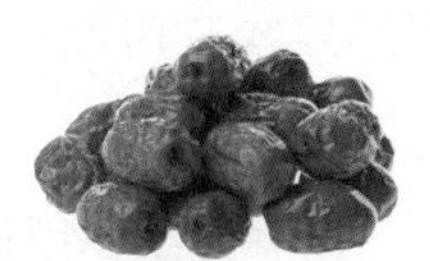
—大枣—

**红糖姜茶**

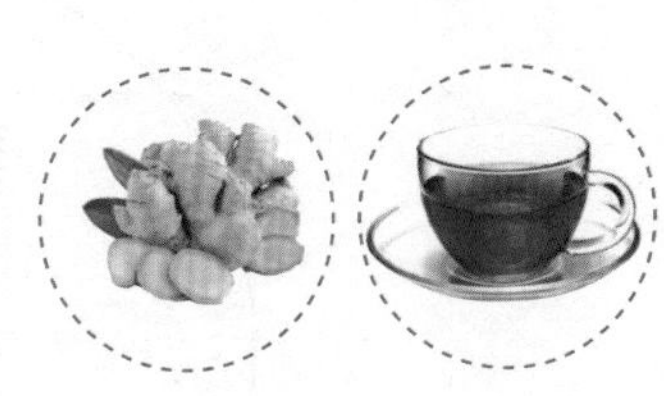

**材料：**生姜10克，红茶、蜂蜜或红糖各适量

**做法：**

①将新鲜的生姜洗净，切成细丝放在茶杯中。

②把红茶放入杯中，冲入沸水闷泡3分钟。

③水温略降后加入适量蜂蜜或红糖，拌匀溶化即可。

**养生Tips：**姜可以温中止呕、温胃散寒，可预防风寒感冒，加上补益气血的蜂蜜或红糖、温脾暖胃的红茶，可以温阳补气、祛除体内寒湿，增强身体抗病能力，适宜经常手脚冰凉、胃寒疼痛、痛经的女性。体质弱、内热重的女性不宜经常饮用。

**山药粥**

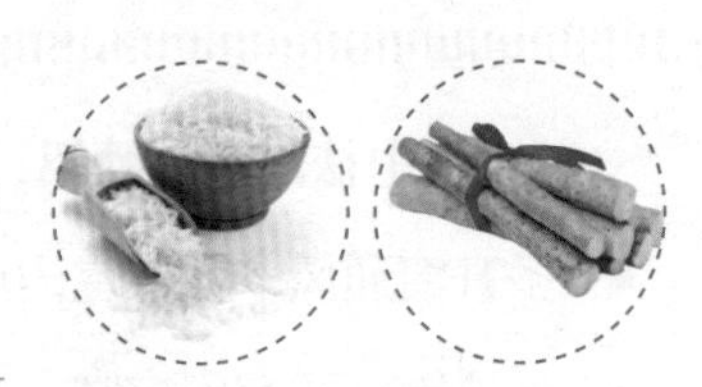

**材料：** 大米150克，山药80克，枸杞适量

**做法：**

①将洗净去皮的山药切条、切丁。

②锅中注入适量的清水大火烧开，倒入洗净的大米、山药，转小火煮30分钟。

③放入枸杞，再煮10分钟，即可食用。

**养生Tips：** 山药含有胆碱、淀粉、氨基酸等营养成分，具有补脾养胃、生津益肺、补肾涩精等功效。

## 湿热易引起妇科病

人体的湿热，属于热与湿同时侵犯人体，或同时存在于体内的病理变化。

湿热重的女性会出现油光满面、面部长痤疮、眼袋下垂、黑眼圈、头晕耳鸣、容易急躁、失眠多梦、外阴瘙痒，以及白带多黄黏稠、有异味等症状。

湿热的形成多与地域、气候、饮食、情绪等因素有关。比如一年中阴雨天气较多的东南沿海地区，四季湿气都较重，尤其是湿热的“梅雨天”。平时经常吃肥甘厚腻的食物，也会酿湿生热。经常思虑过度也会影响肝胆功能，肝失疏泄无以调畅气机，导致脾胃升降失调，脾失健运产生湿气，湿气积聚会化成湿热，继而引起肝胆湿热或脾胃湿热。

## 调养指南

**生活中祛湿热小妙招：**

- 多开窗通风，保持室内环境的干燥，多晒床单被褥。
- 寒冷饮食要有所控制，少吃生冷食物，少喝冰镇饮料。
- 多运动，可以消耗体内多余的热量，增强汗液排泄。

## 祛湿热特效穴位

### 曲泉穴

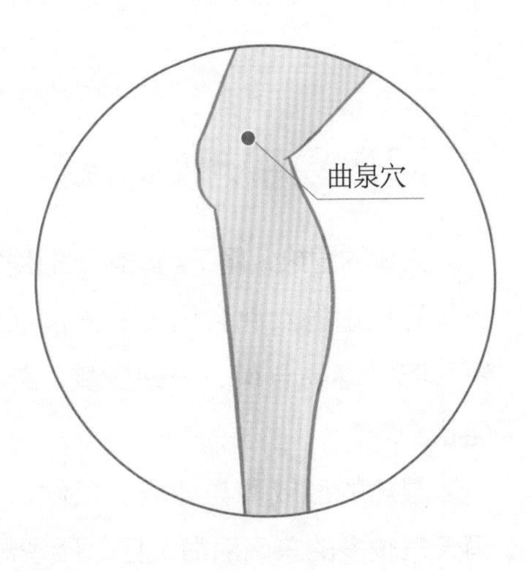


曲泉穴位于膝关节附近，屈膝，腿弯处会有一道横纹，在腿内侧横纹头上方凹陷中。

该穴位为肝经气血的汇合之处，是肝经合穴，主肝肾，具有祛湿化浊、通利水湿的作用。

经常按摩或艾灸曲泉穴可以治疗便溏稀、小便不利、腹痛、白带过多、阴道炎、子宫脱垂等水湿停滞的各种病症。

**按摩方法：**用拇指指腹垂直按压同侧曲泉穴1~3分钟，以感到痛、闷、胀为宜。

**艾灸方法：**用艾炷灸曲泉穴，每次3壮，或用艾条灸曲泉穴15~20分钟。

## 食疗调养祛湿热

湿热重的人应少吃肥甘厚腻、辛辣刺激、生冷等助长湿气的食物，尽量不要喝酒。饮食应以清淡为主，多吃一些健脾胃、祛湿、清热的食物，如鲫鱼、莲藕、玉米、丝瓜、黄瓜、白菜、苦瓜、芥蓝、冬瓜、扁豆、绿豆、红豆、莲子、薏米、小米等。

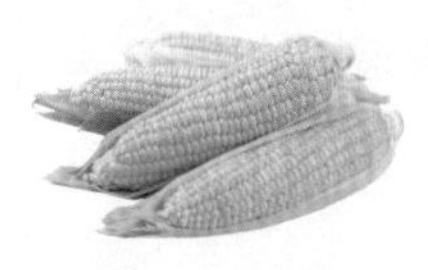

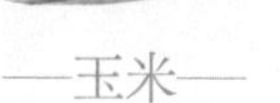

—玉米—

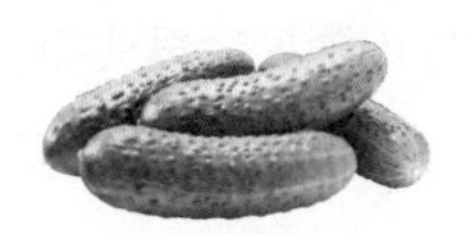

—黄瓜—

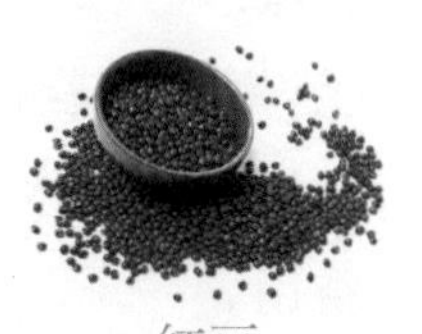

—红豆—

### 莲藕炒秋葵

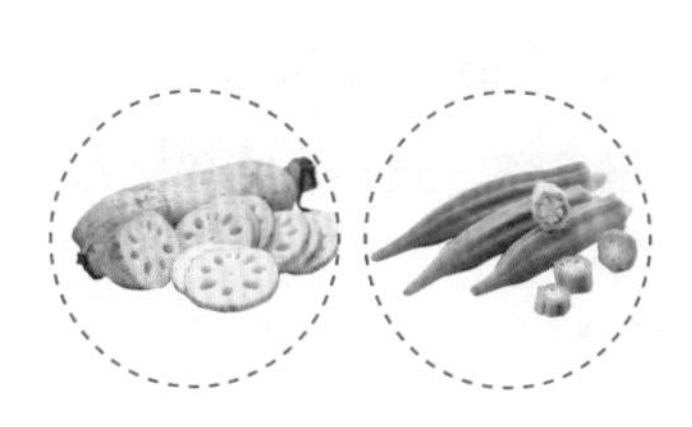

**材料：** 莲藕250克，胡萝卜100克，秋葵50克，彩椒10克，盐、鸡粉、食用油各少许

**做法：**

①将洗净的胡萝卜、莲藕去皮、切片；洗净的红彩椒、秋葵斜刀切片。

②锅中注水烧开，加入油、盐，拌匀，倒入切好的胡萝卜、莲藕、红彩椒、秋葵，焯煮约2分钟至食材断生，捞出沥干。

③另起锅烧油，倒入焯好的食材，翻炒均匀，加入盐、鸡粉，炒匀入味即可食用。

**养生Tips：** 莲藕可以清热凉血、祛湿利水，加上胡萝卜、秋葵、彩椒等蔬菜，不仅可祛湿热，还能润肠通便、健脾化滞。

## 清炒苦瓜

**材料：**苦瓜300克，青椒60克，盐、鸡粉、食用油各适量

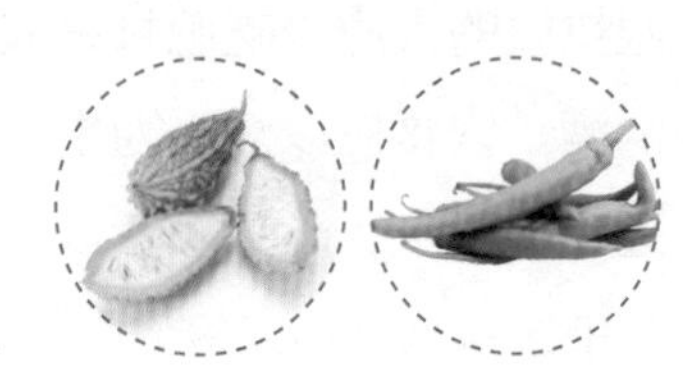

**做法：**

①将洗净的苦瓜去瓤，用盐稍腌后，再洗净切成片；青椒切块。

②锅中加清水烧开，倒入苦瓜和青椒焯烫至断生，将食材捞出待用。

③热锅注油，倒入苦瓜、青椒，翻炒片刻，加入盐、鸡粉搅拌均匀，即可食用。

**养生Tips：**苦瓜虽苦，却有“君子菜”的雅称，具有降低血糖、促进食欲、美容、清热解毒等功效。

## 风湿多有疼痛

如果体内有湿邪，再感染了风邪，长期侵入筋骨关节，就很容易导致风湿痹证。若风湿停留在肌肉，就会引起肌肉疼痛，局部皮肤灼热红肿；若风湿停留在关节，就会引起关节疼痛、屈伸无力，严重时还会导致关节变形甚至丧失功能。

患有风湿者，常见症状有头痛、头涨、眼睛干涩、食欲不振、肢体麻木不灵活、荨麻疹发作等，肩膀、肘部、膝盖、脚踝等关节处也会疼痛难忍、屈伸无力。女性平时要注意防风、保暖、祛湿，不受到风、寒、湿的外邪侵袭，以免患上风湿。

## 调养指南

**生活中祛风湿小妙招：**

- 多晒太阳补充阳气，可以多晒一晒背部、腿部，能直补督脉的阳气，对身体健康起到积极的作用。
- 多进行一些拉伸筋骨的关节运动，可祛风湿、活气血。

## 祛风除湿特效穴位

### 风池穴

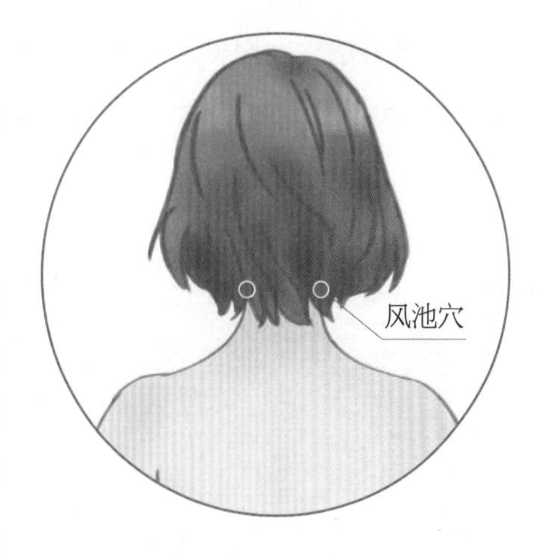


风池穴位于后颈部，当枕骨之下，与风府穴相平，胸锁乳突肌与斜方肌上端之间的凹陷处。

风，指穴内物质为天部的风气；池，是屯居水液之器，指穴内物质富含水湿。风池之名是指胆经气血在此化为阳热风气。本穴物质为脑空穴传来的水湿之气，至本穴后，因受外部之热，水湿之气胀散并化为阳热风气，输散于头颈各部，故名风池穴。

常按摩风池穴能够祛风散寒、舒经通络，可缓解头痛、眩晕耳鸣、颈项强痛、中风、热病、感冒等病症。

**按摩方法：**两拇指置于穴位上，用指腹从下往上按揉1~3分钟，以出现酸、胀、痛的感觉为宜。

## 曲池穴

曲池穴位于肘横纹外侧端，屈肘，当尺泽穴与肱骨外上髁连线中点处。

在人体穴位中，带有“池”字的穴位多位于关节处，是“经水存积之地”。本穴物质为手三里穴降地之雨转化而来，位处地之上部，性湿浊滞重，有如雾露，为隐秘之水，故名曲池穴。

曲池穴是大肠经经水最丰富的穴位，是手阳明大肠经的合穴，也是经气运行的大关，能通上达下、通里达表、疏风清热、清胃肠热、通络活血。

按摩此穴位可通经络、理气活血、祛风湿、利关节、止痹痛，对于治疗上肢痿痹、屈伸活动不利等风湿病症有疗效。

**按摩方法：**正坐，屈肘呈直角，前臂贴在腹部，另一手握住肘部，拇指对准穴位，用指腹垂直按揉1~3分钟，至出现酸痛感为宜。

**艾灸方法：**可以使用雀啄灸，即像麻雀进食时头部一上一下地运动，艾条距皮肤0.5~1.0厘米，从而产生一阵阵的灼热感，以穴位灼热、出现红晕为度。

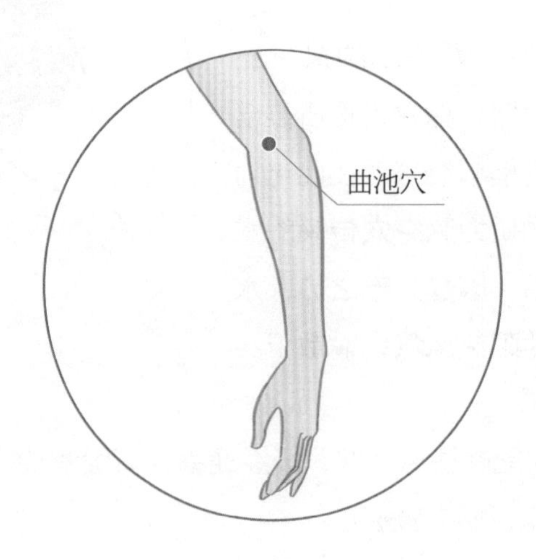

**食疗方祛风除湿**

患有风湿的女性饮食要禁酒，尤其关节红肿者一定要远离酒，否则会加重湿热之气。还要少食海鲜、辛辣、甜腻、冰镇的食物，否则会“火上浇油”，加速病情的复发。可以多吃一些清淡、易消化的食物，如牛奶、蛋清、瘦肉、淡水鱼肉、木耳，以及新鲜的绿色蔬菜和深色水果等。

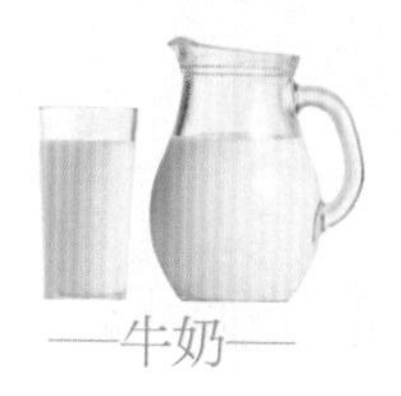
—牛奶—

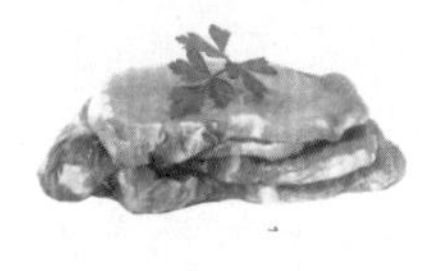
—瘦肉—

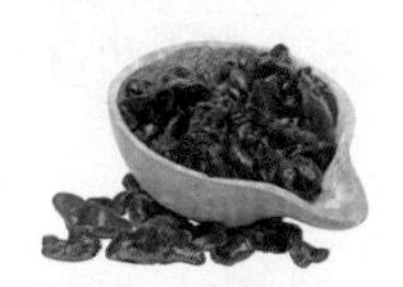
—木耳—

## 风味小炒羊肉

**材料：**羊肉300克，芹菜100克，朝天椒30克，姜片20克，盐3克，生抽15毫升，料酒少许，老抽5毫升，水淀粉10毫升，食用油适量

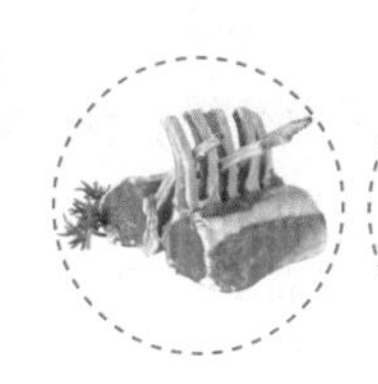
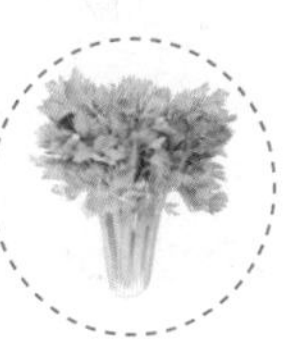

**做法：**

①芹菜洗净，切段；朝天椒洗净，切圈；羊肉洗净，切片，加生抽、老抽、少许料酒，拌匀，腌制20分钟。

②起油锅，放入姜片爆香，倒入羊肉，翻炒至转色。淋入料酒，炒香，倒入芹菜、朝天椒，炒匀。放盐，炒匀调味。倒入水淀粉，炒匀勾芡，盛出即可食用。

**养生Tips：**羊肉性质温热，含有多种营养物质，温补效果较为显著，可以健脾益气、温阳补肾、驱寒通乳。加上清热解毒、利水消肿、平肝降压的芹菜，有助于祛除风湿之气。

### 香菇焖豆腐

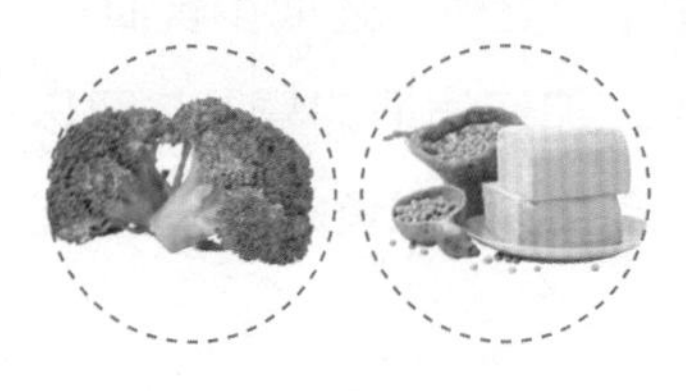

**材料：** 西蓝花60克，豆腐150克，香菇60克，姜片、葱段各适量，生抽5毫升，蚝油5克，盐、白糖、鸡粉、料酒、水淀粉、食用油各适量

**做法：**

①洗净的豆腐切厚片，再切成条，改切成方块；洗好的香菇切成丁。

②锅内注水烧开，倒入西蓝花煮至断生后捞出。

③用油起锅，放入姜片、葱段，爆香，倒入焯过水的香菇、西蓝花，翻炒匀，再放入豆腐块，淋入料酒，炒匀，倒入适量清水，煮沸。加入生抽、蚝油、盐、白糖、鸡粉，炒匀，煮2分钟至食材入味。倒入适量水淀粉，快速翻炒均匀，撒上葱段即可食用。

**养生Tips：** 豆腐具有泻火解毒、生津润燥、和中益气的功效，本品可以健脾和胃、祛除风湿。

## 虚湿导致亚健康

虚湿，主要是人体脾虚湿盛，当人体受到湿邪的侵袭，如果体内元气不足，无法抵御湿邪侵袭，就会导致脏腑机能衰退，脾胃之气壅滞不行，体内湿邪无法通过正常运化排出体外。

不同于寒湿、风湿、湿热的症状，体内有严重虚湿者经常会感到很累，全身倦怠乏力，体力不济，犯困懒言，体形虚胖，面色萎黄，身体抵抗力较差，动不动就容易感冒。除了以上症状，女性还会月经不调、痛经、月经量过多或过少。

虚湿多源于体内阳气不足，很多人的生活习惯不好，长期熬夜、用脑过度，冰镇冷饮、肥甘厚腻食物更是不断，加上天天在办公室久坐不动，缺少运动，体内阴阳之气失去平衡，元气变得衰弱。还有女孩子为了减肥而过度节食，也会大伤阳气。长期下去，体内阳气不足，遇到湿邪入侵无法排出身体，气机运行受到阻滞，进而产生瘀积。因此，祛虚湿应固护阳气、保养元气，保证人体气机运行舒畅。

## 调养指南

**生活中祛虚湿小妙招**

- 多晒太阳，补充阳气，可以多晒一晒背部、腿部，能直补督脉的阳气，对身体健康起到积极的作用。
- 多进行运动锻炼，对生发阳气、祛除湿气很有好处。
- 多吃粗粮，能有效补充体内元气。

## 祛虚湿特效穴位

### 太溪穴

太溪穴位于足内侧，内脚踝后方与脚跟骨筋腱之间的凹陷处，双侧对称。

太溪是肾经的原穴，是肾脏元气聚集的部位，堪称强身健体的“补肾穴”。肾是人体的先天之本，人体的元阴和元阳都源于此，是人体元气之源。

肾经的经气在太溪穴处最旺，中医养生中把太溪视为修复先天之本的要穴，常按摩、艾灸本穴可滋阴益肾，壮阳强腰，缓解牙痛、手脚冰凉、女性生理期不适、精力不济、手脚无力等症状。

**按摩方法：**用拇指指腹从上往下推按穴位3分钟，以同样的方法按摩另一侧穴位，以出现胀痛感为宜。

**艾灸方法：**用艾条温和灸，灸至局部温热、出现红晕为度，每日1次，每次10~20分钟，10次为1个疗程。

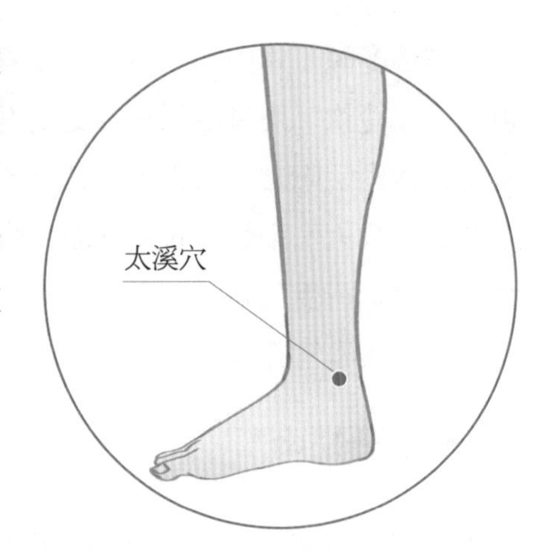


## 气海穴

气海穴位于下腹部，前正中线上，当脐中下1.5寸处。

中医上讲“补气找气海”，气海穴为先天元气汇聚之处，是补气的要穴。此穴位宜补不宜泻，具有益气助阳、培元补虚、祛除湿邪、调经固经的功效。按摩和艾灸此穴对于阳气不足、元气缺乏的女性虚寒性疾病有很好的治疗效果，不过要注意的是，孕妇不可艾灸或按摩此穴，否则可能对胎儿的健康不利。

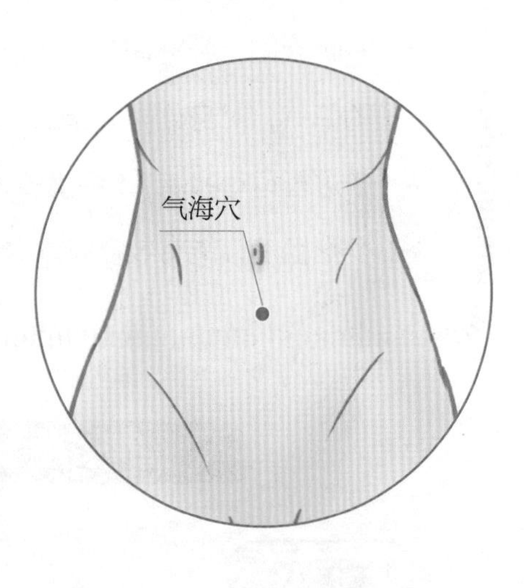


**按摩方法：**双手放在脐下部，用中指指腹按揉穴位3分钟，以出现酸胀的感觉为宜。

**艾灸方法：**用艾条温和灸，在距气海穴约3厘米处施灸5~10分钟，以灸至局部稍有红晕为度。

### 食疗方补气祛虚湿

体内有虚湿的女性常常容易感到体力不支、乏力困倦、腹胀、食欲不振，胃口不是很好，所以在饮食上要少吃寒热的食物，也不宜多食用白萝卜、槟榔、山楂、柿子等行气食物，少饮用咖啡及浓茶，以免增加气血耗损。

可以多吃一些性平偏温、具有补益作用的蔬果杂粮，如青枣、苹果、玉米、豇豆、胡萝卜、红薯、竹荪、粳米、小米、燕麦等，以及南瓜、红薯、山药等有益气健脾功效的食物。吃饭时应细嚼慢咽，避免狼吞虎咽，才能减轻胃肠负担，促进消化，预防便秘。

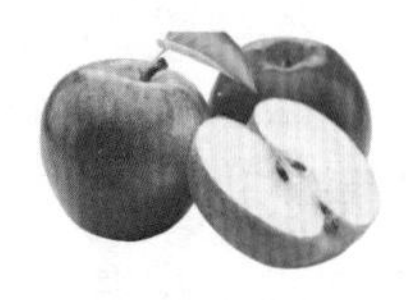
—苹果—

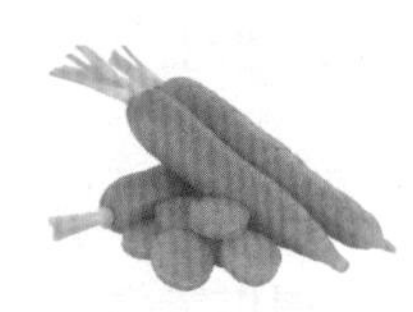
—胡萝卜—

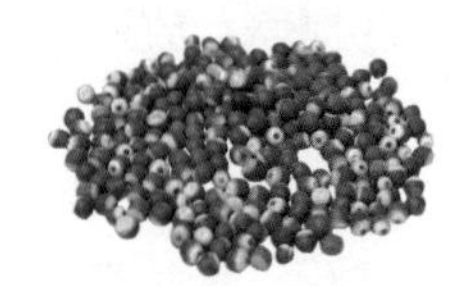
—芡实—

#### 黑米莲子糕

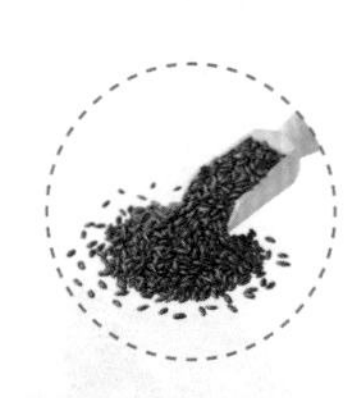
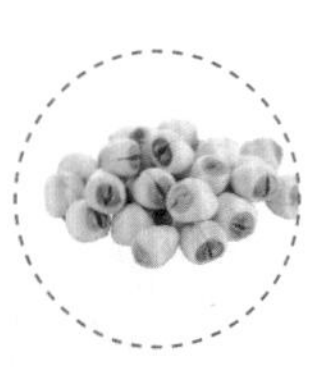

**材料：** 水发黑米200克，水发莲子80克

**做法：**

①取适量泡好的黑米放入模具中，在上面放一个洗好的莲子。将做好的米糕生坯依次放在蒸盘中。

②蒸锅中注入适量清水烧开，放入蒸盘，用大火蒸40分钟至食材熟透。揭盖，取出蒸好的米糕即可食用。

**养生Tips：** 黑米中含有大量淀粉、蛋白质等营养物质，具有开胃健脾、暖肝养肾的功效，特别适合食欲不佳的人群。

## 燕麦红薯粥

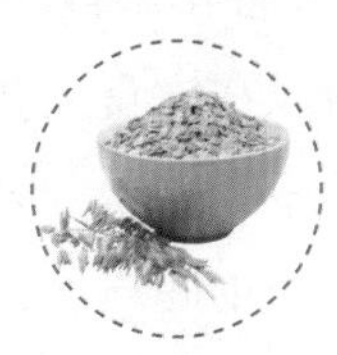
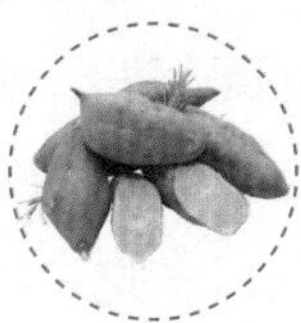

**材料：**红薯150克，水发大米90克，燕麦100克，姜丝适量，盐3克，鸡粉3克

**做法：**

①洗好去皮的红薯切厚片，再切条，改切成小块，备用。

②砂锅中注入适量清水，烧开，倒入备好的大米、燕麦、红薯，拌匀。盖上盖，烧开后用小火煮40分钟至食材熟透。

③揭盖，放入盐、鸡粉、姜丝，拌匀，即可食用。

**养生Tips：**燕麦有减肥、护发、降低胆固醇的作用，红薯可以促进消化、预防便秘、减脂塑形、提供能量，很适合有减脂需求又有虚湿的女性。

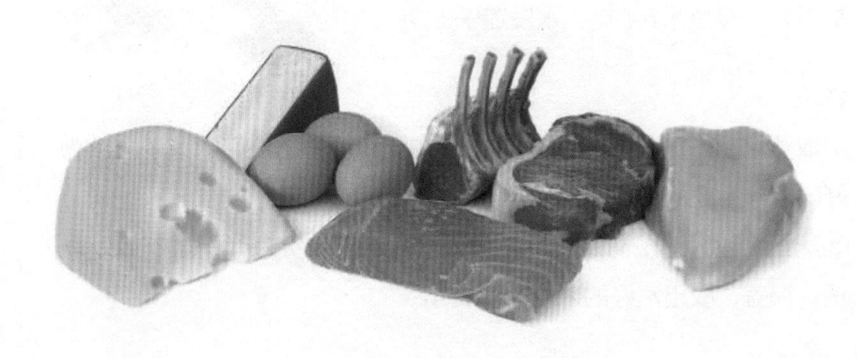

# 日常坏习惯助长身体的湿气

## 过度贪凉，寒从口入

炎炎夏日，人们都喜欢吃冷饮、冰粥、凉茶、凉菜，这些寒冷食物虽然可以消暑降温，但若食用过多，则会造成寒邪入侵，损伤阳气。尤其对于体质虚弱的中老年女性而言，如果肠胃经常受到冷食刺激，会影响人体对食物营养的吸收，还会导致感冒、腹痛、腹泻等疾病，对身体造成极大伤害。

因此，一年四季都应少食过冷食物，可以喝一些绿豆汤、红豆薏米粥等消暑食物，年轻女性更要少食冰冷饮料、冰淇淋等。

## 爱穿露脐装，腹部受凉

春夏季节，很多年轻女性都钟爱穿露脐装，不仅美丽，而且清爽凉快。但是美丽"冻"人的同时却让寒湿在不知不觉间入侵身体，从而引发痛经、宫寒等症状。

人的肚脐位于腹部中间，是最容易着凉的地方，肚脐下没有肌肉以及脂肪，血管丰富，敏感度比较高，寒气很容易从这个地方侵入，从而诱发疾病。

女性若经常穿露脐装，让腰腹部裸露在外面，寒邪侵袭导致血管收缩，如果处于生理期就会月经不畅，引起宫寒，出现痛经、月经不调等症状。

## 夏天空调过低久吹，湿邪易袭

夏天，无论是在工作场所还是商场、家里等，都会长期开着空调，而且温度开得很低。殊不知，人若长期待在空调房里，汗液湿气挥发不出来，就会瘀积在体内。同时，过低的气温会导致湿邪透过人体的毛孔、肚脐、头部和手脚等部位侵入人体，损耗人体阳气，藏不住精气，阳气虚弱，就会造成体内湿邪堆积。

如果是办公场所，无法掌控，那么可以尽量远离空调，还可以多穿衣物，或用毛毯护好脖子、肩膀、关节、四肢等易受凉的敏感部位，降低受寒概率。

长期开空调还要定时开窗通风换气，可以让室内空气保持清新，大大降低患“空调病”的概率。

晚上睡觉时，切勿将空调对着人体直吹，这会导致身体毛细血管收缩，人体温度下降，受寒而引发疾病。建议将空调安置在远离床的位置，这样在夜晚睡觉时，人体受影响也较少。

## 长期久坐不动，湿气累积

长期久坐不动或运动较少的人经常会感觉身体沉重、四肢无力，这是因为体内有湿气停滞引起的。越是不爱运动的人，加上长期久坐办公，气血循行缓慢，体内瘀积的湿气就越多。因此，要多进行跑步、游泳、打球等运动锻炼，适当出汗，促进人体代谢，清热除湿。

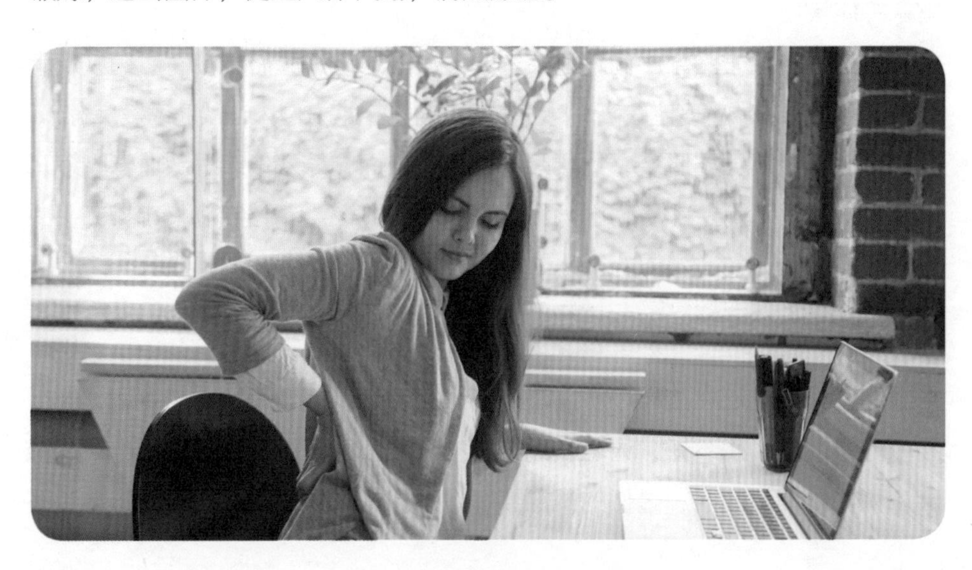

运动出汗后，应及时补充水分，如果出现头晕、心悸、气短，可喝适量淡盐水以补充身体钠盐的丢失。衣服若湿透，尽量避免在空调场所待太久，应及时换上干爽衣服，以免着凉感冒，寒邪侵体。

不过，出汗除湿也应有度，一旦运动至汗出过度，就会耗损人体元气，损伤身体，身体会感觉疲劳、乏力、胸闷气短等不适，甚至出现休克、晕厥。尤其是在高温的夏季，运动强度要有度，不宜在高温闷热的环境下出汗锻炼。

## 节食过度，寒邪入侵

营养丰富的食物是机体获得热量的来源，也是人体阳气生成的主要补充，能帮助人体维持正常的体温。若女性节食过度，营养摄入不足，人体温度就会随之下降，很容易招致寒邪风湿侵袭。

如果女性在减肥期间只吃素食，虽然保证了蔬菜水果的摄入量，但缺少蛋、肉等蛋白质的补充，也很容易被寒邪入侵，气血亏欠，造成体内寒湿之气不断累积，四肢冰冷不已。

## 爱饮酒，加重湿毒

酒性温，归心、肝、肺、胃经，适量饮用可通身体血脉、行药势。但酒助湿邪，很多年轻人喜欢吃夜宵、喝冰啤酒，啤酒的性质更偏于寒凉，酒精摄入过多会影响脾胃健康，导致脾胃功能下降。而脾主运化，当脾脏运化水湿的功能下降时，就会出现湿气瘀积、湿毒加重。

如果患者想要喝酒，可以适当地喝一些药酒或白酒，增加全身的血液循环，不会导致人体的湿气加重。

# 一年四季轻松除湿有妙方

大自然有春、夏、秋、冬四季交替的变化，春温、夏热、秋凉、冬寒，也对应着寒、暑、燥、湿、风的气候，气候影响了自然界的万物，春天万物上升，夏天万物生长，秋天万物收获，冬天万物储藏，这就构成了大自然春生、夏长、秋收、冬藏的规律。

《黄帝内经》中说道：“人以天地之气生，四时之法成。”中医养生遵从的是人与自然的和谐相处，人体五脏的生理活动也要适应四季阴阳的变化，保持协调平衡。

四季气候各不同，养生祛湿的重点也不一样，因此应遵循四季气候变化的规律，以“生、长、收、藏”为调养原则，顺应天时，达到祛湿养生的目的。

## 春季最怕寒湿缠人

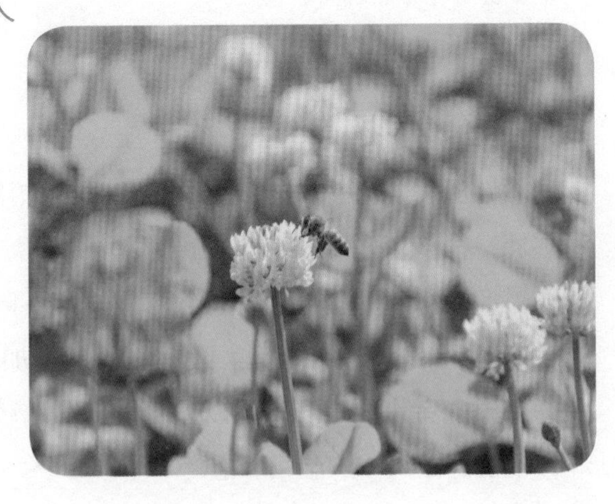

春季万物复苏，却又乍暖还寒，倒春寒的余威仍在，日夜温差较大，也是“百病生”的季节。同时又经常湿冷多风，如果不注意避风保暖，很容易让风邪、寒邪入侵身体，加上体内的湿邪，很容易衍生出风湿、寒湿，给身体健康埋下隐患。

人与自然界有着同样的运行规律，所以春季养生就要以“生”为主，培育阳气，在阳光明媚的时候多出去走走，多晒太阳，舒展筋骨，促进人体的新陈代谢，有助于祛除体内湿气。

此外，春季天气变化多端，是极寒与极热天气的过渡时期，应注意保暖，睡觉不要盖过薄的被子，避免寒气入侵腹部。日常生活中通过饮食和运动进行调节，饮食方面多吃清淡食物，尽量避免油腻、煎炸、辛辣刺激、生冷的食物，同时不要吃得太饱而伤脾胃。

春季对应的脏腑是肝，在五行中属木，生理特性就像春季发芽复苏的树木一样，生机勃勃，主管人体一身阳气的升腾。春季养肝，重点在于养护肝经的少阳之气，保证肝气的正常舒发，若脾气正常不虚，则不易受湿邪之困。

春季养肝祛湿，除了多晒太阳、出去运动、保持好心情，还可以通过食疗来改善，帮助排出体内代谢废物，预防湿毒。

## 春季养肝祛湿食疗方

### 红薯芥菜汤

**材料：**芥菜心300克，土鸡半只，红薯150克，嫩姜40克，盐3克，芝麻油10毫升

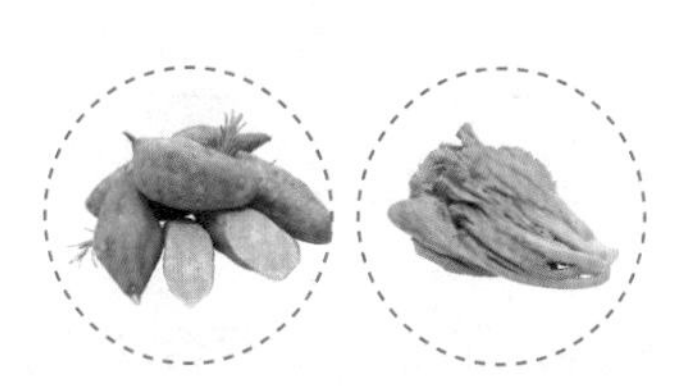

**做法：**

①将芥菜心洗净切丝，焯烫去苦涩味；红薯及嫩姜分别洗净切成丝；鸡肉洗净切块，以热水氽烫去血水。

②锅中注入清水烧开，将土鸡块放入锅中，煮1~2小时至鸡肉熟，再加入红薯、嫩姜、芥菜心煮15分钟至熟软，加盐调味，起锅前淋上芝麻油即可。

**养生功效：**本食疗方具有健脾益胃、防止便秘、预防湿毒的功效。

## 甜橙果蔬沙拉

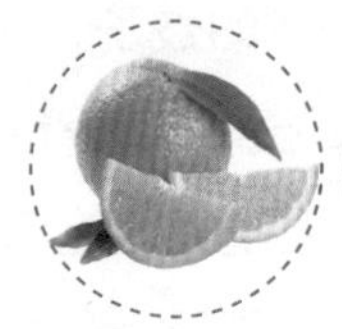
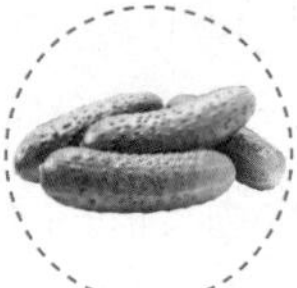

**材料：**橙子150克，黄瓜70克，圣女果40克，紫甘蓝30克，生菜60克，橄榄油、生抽各适量

**做法：**

①将所有的蔬菜洗净，生菜切成丝，紫甘蓝切成丝，圣女果对半切开，黄瓜切成块，橙子果肉切成片，备用。

②将切好的橙子、黄瓜、紫甘蓝、生菜、圣女果放入盘中或大碗中拌匀，倒入橄榄油、生抽，拌匀即可食用。

**养生功效：**本食疗方可以健脾和胃、养肝、清热祛湿。

## 百合红豆甜汤

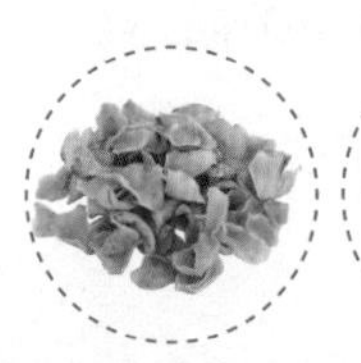
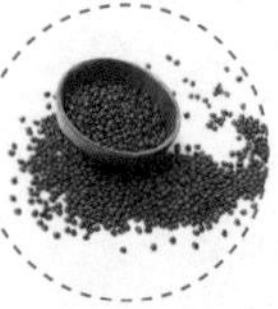

**材料：**红豆1杯，百合30克，砂糖适量

**做法：**

①将红豆洗净放入碗中，浸泡3小时，备用。

②红豆放入锅中，加4杯水煮开，转小火煮1小时至呈半开状。

③红豆煮熟后，再放入洗净的百合煮5分钟，直至汤变黏稠，加砂糖调味后饮用。

**养生功效：**红豆的功效在于利水消肿、清热祛湿、益气补血、活络通经。

**泥鳅大枣汤**

**材料：**泥鳅300克，大枣100克，盐、味精各少许

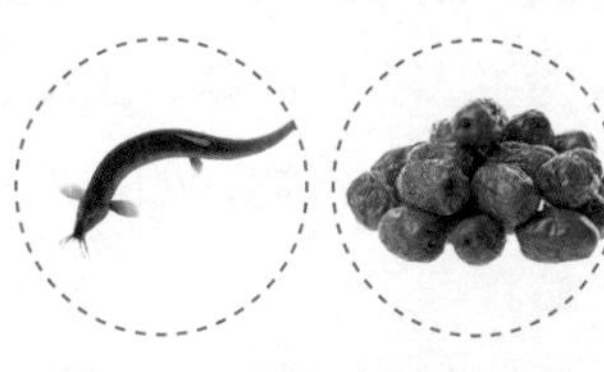

**做法：**

①将泥鳅宰杀，洗净待用；将大枣放入清水中泡发，再用清水洗净。

②锅中加水烧开，放入大枣炖煮10分钟，再下入泥鳅煮10分钟至熟，调入盐、味精即可。

**养生功效：**泥鳅的蛋白质、糖类、矿物质、维生素含量均比一般鱼虾高，脂肪含量较低，胆固醇更少，并含有不饱和脂肪，具有滋阴祛湿、补血等功效，加上大枣，可以除湿止痢、益气补血、壮阳暖胃。

## 夏季是驱湿黄金期

夏季的气候湿热连绵，暑湿偏盛，很多人在高温天会食欲不佳、昏昏欲睡，浑身没力气，甚至会头晕、胸闷、恶心、腹泻、身体瘙痒，可能是“暑伤气”。若身体内有湿邪重浊黏滞，会阻遏气机，由此引发的疾病多缠绵难愈，在夏季多见。若阴雨不断，患有风湿、类风湿疾病的女性亦会加重症状。

夏季的天气虽然炎热，但阳气充足，人体阳气达到高峰，相对应的体表也会毛孔大开，加上吹空调、喝冷饮、吃冷食，很容易被寒气入侵，同时寒、湿、痰等也容易被排出。所以说，夏季易招风寒湿邪，但也是祛湿邪的“黄金期”。

《黄帝内经·素问》中指出：“使志无怒，使英华成秀，使气得泄，若所爱在外，此夏气之应，养生之长道也。”夏季养生要调畅情志、静心宁神，切忌急躁发怒，以免伤及心神。

夏季阳气在外，阴气内伏，胃液分泌相对减少，食欲普遍下降，可适当食用辣椒，以缓解湿热、增加食欲，但不能过多，否则容易上火。饮食上应以清淡为主，少吃油腻、生冷食物，莫要贪食寒凉之品，可以吃一些清解暑热、补充阴津的食物，如西瓜、苦瓜、黄瓜、乌梅、绿豆汤、荷叶粥等清凉甘润之品。

夏季要保存正气、养护阳气、健脾养胃、散寒祛湿。若伤体内正气，会阻碍脾胃留滞四肢，出现胃口差、身体困重等症状。可适当食用生姜、糯米、莲子、山药、太子参、茯苓等，散寒祛湿、补益脾阳。

做运动锻炼宜在凉快的清晨或傍晚，不要在湿热高温的午间或午后，以免引起中暑。

## 夏季养脾胃祛湿食疗方

### 绿豆百合莲子大枣粥

**材料：**绿豆30克，莲子、百合、大枣各适量，大米50克，白糖、葱各适量

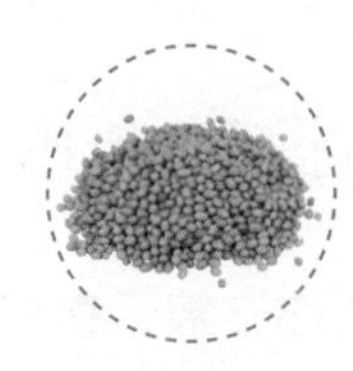

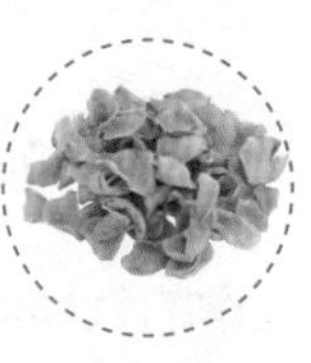

**做法：**

①大米、绿豆均泡发洗净；莲子去心洗净；大枣、百合洗净切片；葱洗净，切小段。

②砂锅中注入清水，放入处理好的大米、绿豆、莲子，用大火煮开后转小火续煮成粥。

③加入大枣、百合同煮至浓稠状，调入白糖拌匀，撒上葱花即可。

**养生功效：**百合可以养阴润肺、清心安神、祛湿痰，绿豆也有清热解毒祛湿的作用，莲子可补脾益气、益肾涩精，大枣亦可益气补血、健脾养胃。四味混合一起煮成粥，能健脾养胃、预防湿热。

## 金银花板蓝根汤

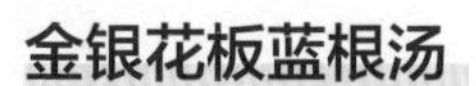

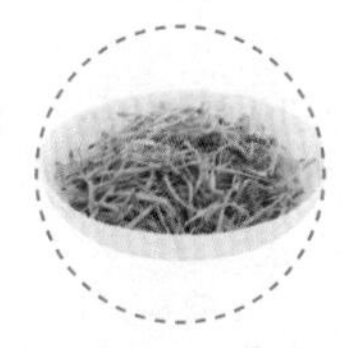

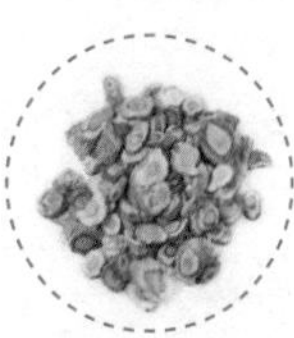

**材料：**金银花20克，板蓝根10克，冰糖适量

**做法：**

①将金银花、板蓝根分别用清水洗净，备用。

②锅中加水煮开，将金银花、板蓝根一起放入锅中，煎30分钟。

③加入适量的冰糖，煮至溶化即可。

**养生功效：**金银花含有丰富的多糖、绿原酸、锰、锌、钛等活性成分，适当食用可以清热解毒、消炎退肿；板蓝根可清解实热火毒、利咽散结、凉血消肿。两者结合做成汤，可清热解毒、化湿止泻。

## 茯苓冬瓜鲤鱼汤

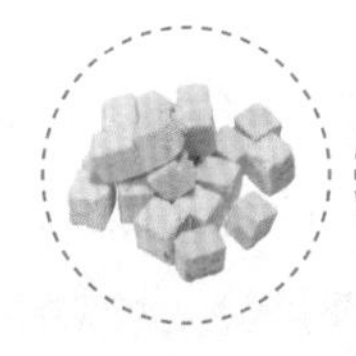

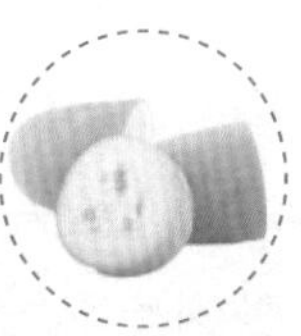

**材料：**茯苓20克，大枣8颗，枸杞10克，鲤鱼1条，冬瓜200克，盐、姜片各少许

**做法：**

①茯苓、大枣分别洗净，备用；鲤鱼宰杀后去骨，取鱼肉切片；冬瓜洗净，去皮切块。

②锅中加水，放入冬瓜、姜片、鱼骨、茯苓、大枣，用小火煮至冬瓜熟透，再放入鱼片、枸杞，转大火煮沸，加盐调味即可。

**养生功效：**茯苓性平，归脾经，能健脾、利水、渗湿。本品可以益脾和胃、祛湿解毒。

### 清炒蒲公英

**材料：**蒲公英300克，盐、味精、食用油各适量

**做法：**

①将蒲公英放入清水中洗去泥沙，去掉黄叶。

②锅中注水烧沸，放入蒲公英焯透，捞出。

③另起锅，放少许油烧热，放入蒲公英、调味料炒匀即可。

**养生功效：**蒲公英性寒，适当食用具有清热解毒、利尿通淋、强壮骨骼等功效。

## 秋季除虚湿很重要

中医常说“一夏无病三分虚”。人们在夏季吃了很多冷食、冷饮，以及长时间吹冷空调，体内多有寒湿增加，脾胃功能渐弱。秋天后，天气逐渐凉爽、变冷，受到冷空气刺激，食欲增强，虚弱的脾胃容易发生痉挛性收缩，脾胃一时半会恢复不过来，就表现出各种不适。

经历了夏季高温炙烤，随着秋天的温度趋于平缓，身体环境也处于平和状态，有助于祛除体内湿毒。秋季养生不要急于“贴秋膘”，不宜吃太多高蛋白、高油脂的食物，以免加重胃肠负担。尽量少食多餐，早睡早起，收敛气机，藏精补精，多晒太阳，锻炼身体，使身体逐渐适应寒冷的刺激，增强身体对天气变化的适应能力，为抵御冬天的寒湿做准备。

## 秋季除虚湿食疗方

### 冬瓜三菇汤

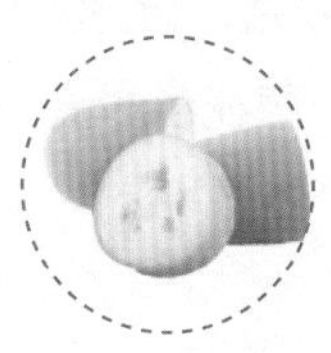
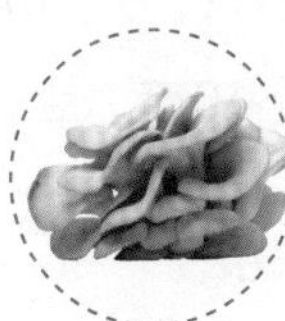

**材料：**冬瓜100克，白蘑菇、平菇、香菇各50克，鸡汤500毫升，胡椒2克，味精3克，盐、姜片、葱末、食用油各适量

**做法：**

①将三种菇类洗净，改刀成块；冬瓜去皮，洗净，改刀成片。

②锅中放入已做好的鸡汤烧开，放入洗净的冬瓜、三菇，小火煮15分钟至熟。

③放入盐、味精、胡椒、姜、葱等，淋上油，煮开即可食用。

**养生功效：**冬瓜含有丰富的膳食纤维，能促进胃肠蠕动，有助于润肠通便、降脂、利水消肿，再加上三菇，可以健胃和中、利水祛湿。

### 薏米瓜皮鲫鱼汤

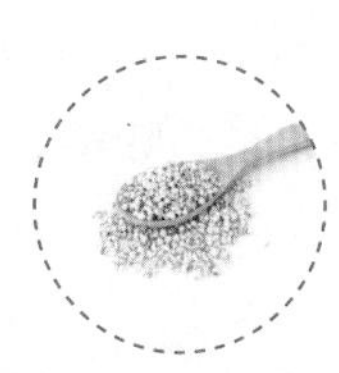
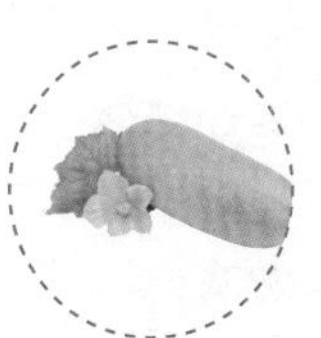

**材料：**小鲫鱼1条，冬瓜皮50克，薏米20 克，茯苓10克，盐少许，姜片3片

**做法：**

①将鲫鱼宰杀处理干净；冬瓜皮、茯苓、薏米洗净。

②锅中注入清水，将鲫鱼、冬瓜皮、茯苓、薏米、姜片放进锅内，大火烧开后转小火煮1小时，加盐调味即可。

**养生功效：**冬瓜可以利水消肿，薏米和茯苓除了利水除湿，还可以健脾止泻。本食疗方不仅可以健脾祛湿，加上鲫鱼还可以温润补虚。

## 当归薏米黄芪粥

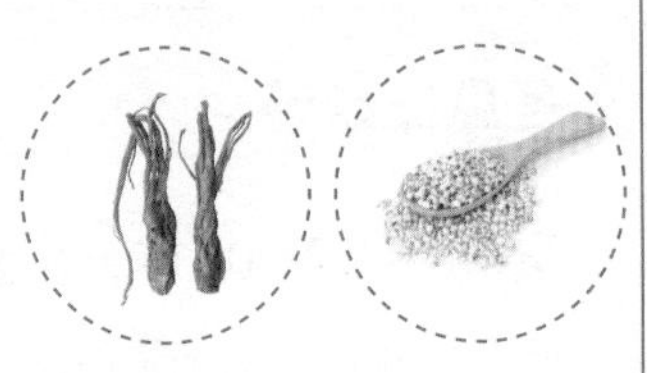

**材料：**大米50克，薏米20克，当归、黄芪各10克，盐、葱花各少许

**做法：**

①大米、薏米均提前洗净，泡发一会儿；黄芪、当归洗净。

②锅中加水，放入黄芪、当归，煎煮15分钟，取汁待用。

③另起锅注入适量清水，放入大米、薏米，大火煮30分钟至熟，再倒入煮好的黄芪、当归的药汁，最后煮至粥呈浓稠状，调入盐拌匀，撒上葱花即可。

**养生功效：**薏米有利水除湿之功效，当归可以补血活血、润燥滑肠，黄芪能延缓衰老、抗氧化、补血益气。

## 山药银杏炒百合

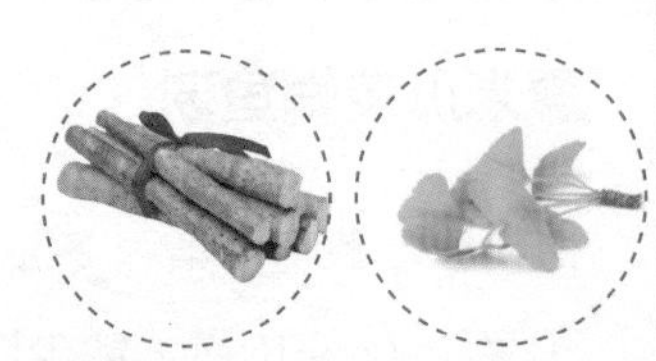

**材料：**山药、银杏、百合各200克，豌豆、圣女果各适量，盐、味精、食用油各适量

**做法：**

①将银杏、百合、圣女果洗净；豌豆去壳，洗净；山药洗净，去皮切片。

②锅烧热放入食用油，加入山药、银杏、百合、豌豆翻炒，快熟时入圣女果翻炒片刻，最后加入盐和味精调味，即可出锅。

**养生功效：**山药、银杏、百合具有健脾养胃、降血压、祛痰止咳、养阴润肺等作用，本食疗方能除湿止痢、补中益气、养护脾胃。

## 冬季要提防风湿病

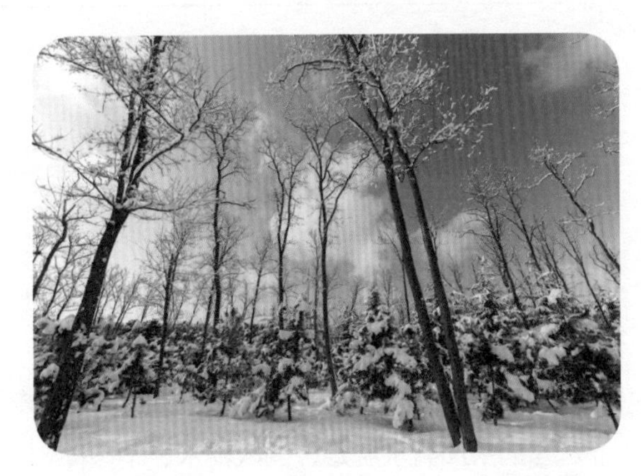

《黄帝内经·素问》中关于风湿的记载如下：“风寒湿三气杂至，合而为痹也……其入藏者死，其留连筋骨间者疼久，其留皮肤间者易已……”意思就是说，如果风、寒、湿三邪一起侵入身体，成为风湿痹痛，若入侵了五脏六腑，会导致死亡；若滞留在筋骨、关节等之间，会久痛难愈；若仅停留在皮肤表面，就比较容易治疗。

进入到寒冷干燥的冬季，体内有寒湿的女性要特别注意保暖和防风，尤其是体内湿邪较重的中老年女性，一旦受到寒冷侵袭，老化脆弱的血管就很容易大幅收缩，甚至出现破裂。

冬季人体湿气都裹在厚重的衣物里，难以排除，尤其是南方雨雪时，风寒湿气都会倍增，体内湿气遇寒则成寒湿，遇风则成风湿，更加难以调理。如果体内阳气不足，则血脉就会凝滞而不通，这也是很多人在冬季穿了很多衣服却依然四肢冰冷的原因。

冬季是一年中阴气极盛、阳气始生的转折点，在四季中最宜进补，以满足身体温度和能量的保持，防止身体的抗病能力下降。冬季进补主要在于补肾、暖胃，可以多吃一些牛肉、羊肉、猪肉、鳝鱼、鲢鱼、鲤鱼、带鱼、粳米、山药、莲子等，这些食物营养丰富、热量高、易于消化、温性运脾，应少食伤脾胃的辛辣油腻的食物。平时不要待在暖气屋里不出门，应多晒太阳，加强体育锻炼。临睡前可尝试用热水泡脚或艾灸祛湿，能温暖身体、活血通络，可抵御冬季凛冽的风、寒、湿邪。

## 冬季祛寒食疗

### 羊肉山药粥

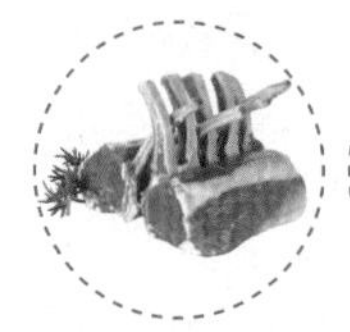
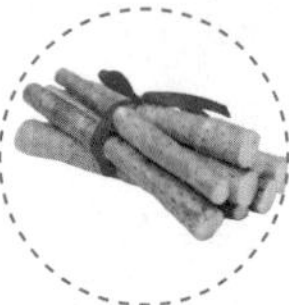

**材料：** 羊肉100克，山药50克，粳米100克，鸡粉、料酒各适量，盐、葱各少许

**做法：**

①将羊肉、山药洗净切片。

②锅中注入清水烧开，放入羊肉、料酒，汆烫去血水，捞出，沥干。

③锅中加清水烧开，倒入粳米、羊肉拌匀，煮沸后再倒入山药，用小火煮 30分钟，至食材熟透，最后放盐、鸡粉，撒上葱花，拌匀即可。

**养生功效：** 本食疗方有健脾养胃、清热解毒、培补气血的功效。

### 芡实茯苓粥

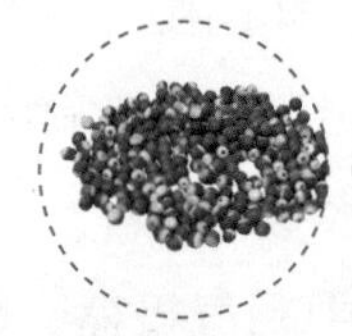
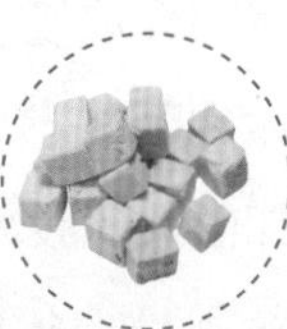

**材料：** 芡实、茯苓各20克，大米100克，盐、葱各适量

**做法：**

①大米提前泡发洗净；葱洗净，切成葱花；芡实与茯苓磨成粉末，用温水搅成糊。

②锅中注入清水，放入大米，煮30分钟至熟。

③放入芡实、茯苓药糊，小火煮稠，放盐调味，撒上葱花即可。

**养生功效：** 本食疗方可以补气止泻、渗湿利水、健脾和胃。

## 大枣猪肝冬菇汤

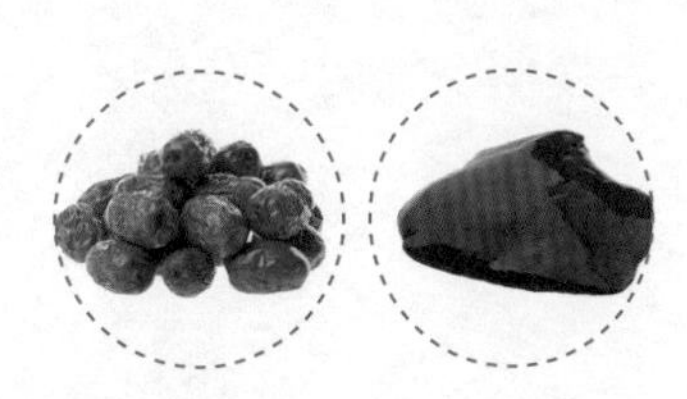

**材料：**猪肝200克，水发香菇50克，大枣5颗，枸杞6克，鸡汁、料酒各适量，盐、姜片各少许

**做法：**

①香菇切块；猪肝切片，汆水捞出。

②锅中注入适量清水烧开，放入香菇块、大枣、枸杞、姜片，调入料酒、鸡汁、盐，拌匀煮20分钟。

③将汤汁盛出，倒入盛有猪肝的碗中，放进烧开的蒸锅中，用小火蒸 1 小时，至食材熟透即可。

**养生功效：**本食疗方有补益气血、清热解毒、生血和胃的功效。

## 白术猪肚粥

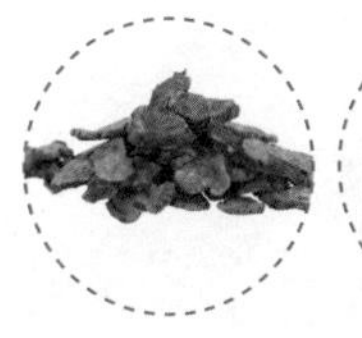

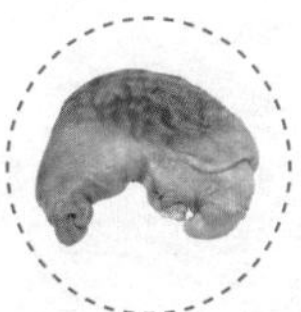

**材料：**猪肚500克，白术30克，黄芪15克，粳米150克，盐适量，姜片3片

**做法：**

①将猪肚翻洗干净，煮熟后切成小块。

②锅中加入清水，放入洗净的白术、黄芪，大火烧开后改用小火煎煮半小时。

③加入洗净的粳米、姜片、猪肚煮成粥，至粥熟后调入盐即可食用。

**养生功效：**本食疗方可以燥湿利水、健脾益气。

# 增强免疫力

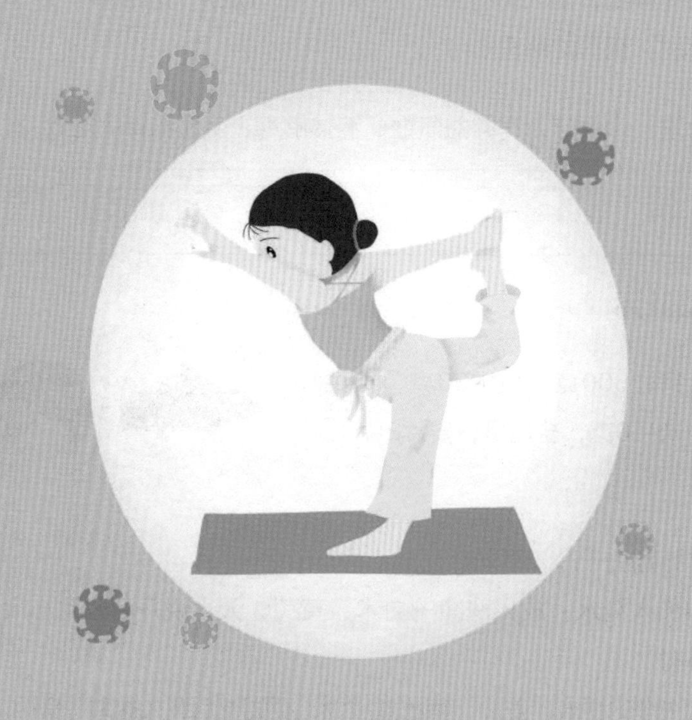

# 常食茶饮汤膳，养出好免疫力

俗话讲“正气存内，邪不可干”，通过积极运用食疗的茶饮汤膳，也可以补中益气、养颜瘦身，喝出好气色，提高女性抵抗力，养出好免疫力！本章结合多年的养生经验，带您了解饮茶、煲汤的入门常识，让您在家轻轻松松做出调理体质的茶饮汤膳。

# 茶饮汤膳，女性瘦身养颜的妙方

## 好茶好汤也是保健良药

### 好茶饮既养颜又养生

我国可以说是茶文化的发源地和故乡，几千年以前，古人就开始种茶、采茶、制茶和饮茶，在漫长的历史中，积淀了丰富的传统茶艺、茶礼、饮茶习俗、茶医药等。

茶不仅仅是一种饮品，更早的时候它其实是作为一种药材被发现的。在中医药发展史上，药茶占据着十分重要的地位，利用得当也是人们保健养生的良药。

《神农本草经》中就记载：“神农尝百草，日遇七十二毒，得荼而解之。”荼，即后来的“茶”，其原意为“一种微苦的菜”。这句话的意思就是：神农尝遍百草，也多次中毒，偶然尝到了茶树的叶子，无意中竟然把毒

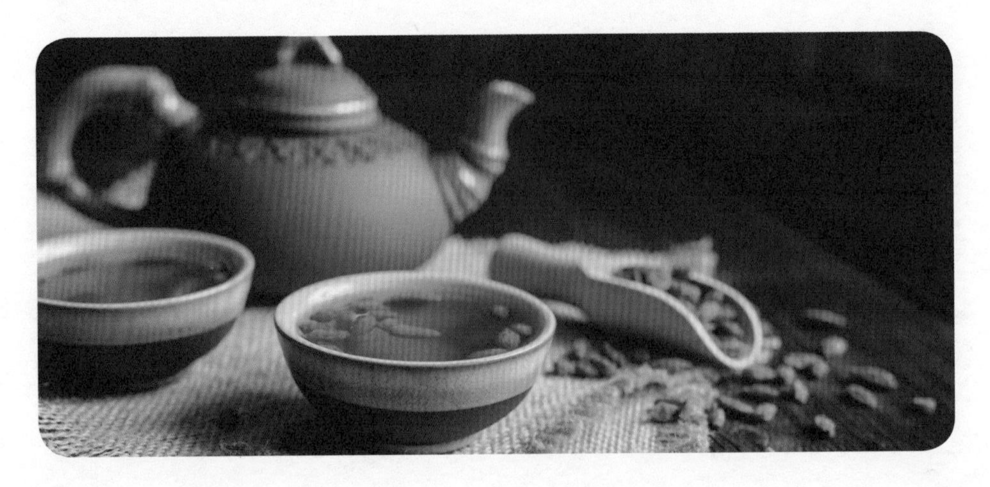

给解了。

宋代太医局编制的《和剂局方》中对药茶还有专篇介绍，其中的“川芎茶调散”被认作是较早的成品药茶。

古代医家李时珍在《本草纲目》中提出，饮茶要与体质相宜，否则会元气暗损、戕害身体。其实，不一样的茶饮有着不同的功效，如清热、消暑、解毒、消食、去肥腻、利水、通便、祛痰、祛风解表、止咳生津、益气补血、延年益寿等。

适当饮茶更有养颜美容、瘦身减脂、提神醒脑的作用。这是因为茶叶中含有丰富的维生素和纤维素等物质，能够抗氧化，清除体内毒素，促进代谢，缓解衰老；咖啡碱能促进胃液分泌，帮助消化，增强人体对脂肪的分解能力；儿茶素则是一种抗氧化物质，可以增加身体燃烧脂肪的能力，改善肌肉耐力，对抗疲劳；茶多酚可以对大脑进行局部改善，增强记忆力，提高工作和学习的效率，还可以溶于水，用茶水洗脸能清除面部油腻，收敛毛孔，消毒灭菌，抗皮肤老化；绿茶中的茶氨酸能够抑制脂肪组织产生、利尿通便、缓解便秘。

可以说，对于女性而言，好茶饮既能修身养性、陶冶情操，又能保健强身、养颜瘦身。

### 好汤膳是女性的养生妙方

汤主要指的是蔬菜或肉制品，或者药材，经过水蒸或煮炖之后制作而成的营养饮品，在中国人的养生饮食中占有极其重要的地位，甚至有“宁可食无菜，不可食无汤”之说。

从古至今，女性都钟爱喝汤膳以养生养颜。在好的汤膳中加入不同的食材、药材，其中含有丰富的蛋白质、纤维素等营养成分，不仅可以调理月经、补益气血、养颜美容、活血化瘀，还可以促进肠道蠕动，祛除体内湿气，健脾养胃，易睡安眠，改善全身微循环，增强免疫力，调整身体的亚健康状态，从内到外调养自己，拥有好气色。

## 生活中常见的茶饮种类

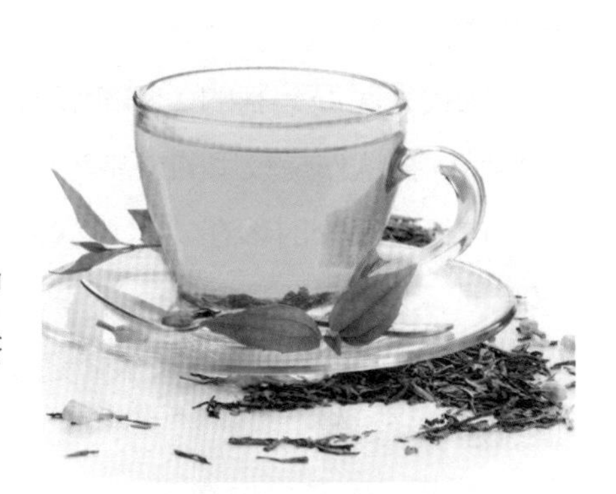

中国的茶文化博大精深，源远流长。茶树品种繁多，制茶工艺也在不断革新，形成了丰富多彩的茶饮种类。目前生活中常见的有七大茶类：绿茶、红茶、青茶（乌龙茶）、黑茶、白茶、黄茶、花茶。

### 绿茶

绿茶又称为不发酵茶，是中国主要茶类之一，也是产量最多的一类茶。该茶是以适合的茶树新梢为原料叶，经杀青、揉捻、干燥等特有工艺制成的茶叶。制作好的干茶色泽和冲泡后的茶汤、叶底以绿色为主色调，故名绿茶。

绿茶的养生保健功效比较突出，市场上常见的绿茶有西湖龙井、黄山毛峰、洞庭碧螺春、南京雨花茶、信阳毛尖、六安瓜片、太平猴魁、庐山云雾、四川蒙顶、顾渚紫笋茶等。

### 红茶

红茶又称发酵茶，为我国第二大茶类，味甘性温，刺激性小，具有解除疲劳的作用。

红茶以适宜制作本品的茶树新梢为原料，经萎凋、揉捻、发酵、干燥等典型工艺精制而成，因干茶色泽和冲泡后的茶汤以红色为主调，故得名。

红茶可分为工夫红茶、红碎茶、小种红茶和调味茶。市场上常见的红茶有小种红茶、祁门红茶、滇红、宜兴红茶等。

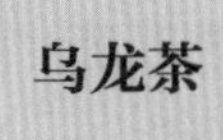


乌龙茶又名青茶，是介于绿茶（不发酵茶）与红茶（全发酵茶）之间的半发酵茶。传统工艺的乌龙茶冲泡后，叶片上有红有绿，叶片中间呈绿色，叶缘呈红色，素有“绿叶红镶边”之美称。乌龙茶汤色黄红，具有天然花香、滋味浓郁、香气高长的显著特点。

乌龙茶因产地和品种不同，茶汤或浅黄明亮，或橙黄、橙红，大致分为闽北乌龙、闽南乌龙、广东乌龙和台湾乌龙四类。常见的乌龙茶有武夷岩茶、白毛猴、永春佛手、凤凰单枞等。

**黑茶**

黑茶属后发酵茶，是我国特有的茶类。其原料较粗老，要经过高温杀青、揉捻、渥堆、干燥等加工工序，加上堆积发酵时间较长，叶色多呈油黑或黑褐色，故称为黑茶。

黑茶是我国第三大茶类，既可直接冲泡饮用，也可以压制成紧压茶（如各种砖茶）。主要产于湖南、湖北、四川、云南和广西等地，以销往边疆地区为主，因此以黑茶制成的紧压茶又称边销茶。

黑茶主要有湖南黑茶、湖北老青茶、四川边茶、滇桂黑茶等，常见的品种有湖南安化黑茶、四川藏茶、云南普洱茶、广西六堡茶等。

**白茶**

白茶属轻微发酵茶，是我国茶类中的特殊珍品。白茶在采摘后只经过杀青，不揉捻，再经过晒或文火干燥后加工而成。因其成品茶多为芽头，满披白毫，如银似雪而得名。

白茶有“一年茶、三年宝、七年药”的说法，纯以日晒，不炒不揉，只借助阳光、风力来把控茶叶的走水，制法既不破坏酶的活性，又不促进氧化作用，形成鲜爽淳口的品质，并且可以长期储存。

白茶主要产区在福建省建阳、福鼎、政和、松溪等地，台湾省也有少量生产。主要品种有白牡丹、贡眉、寿眉、白毫银针等。

**黄茶**

黄茶属于微发酵茶。以前人们在炒青绿茶时发现，由于杀青、揉捻后干燥不足或不及时，叶色即变黄，于是产生了新的品类——黄茶。现代在制作工艺上加入“闷黄”是形成黄茶品质特征的重要一步。

黄茶的显著特点是“黄叶黄汤”，这种黄色是制茶过程中进行闷堆渥黄的结果，茶汤口感相较于绿茶，没有苦涩，更加香醇。

黄茶主要分为黄芽茶、黄小茶和黄大茶三类。主要品种有海马宫茶、霍山黄芽茶、君山银针茶、路丁茶、北港毛尖、广东大叶青等。

**花茶**

花茶是我国特有的再加工茶，可细分为花草茶、花果茶、窨制花茶、工艺花茶等。饮用叶或花的茶，称之为花草茶，如荷叶、甜菊叶等；饮用果实的茶称为花果茶；以茶叶为茶坯，配以鲜花窨制而成的茶则为窨制花茶；饮用价值与观赏价值并重的为工艺花茶。

花茶常用的香花有茉莉、珠兰、桂花、玫瑰、柚花等。苏州的茉莉花茶是花茶中的名品，福建茉莉花茶则属浓香型茶，茶汤醇厚，香味浓烈持久。

## 四季饮茶有讲究

好的茶饮不仅能提神，还具有清热、消暑、解毒、消食、去肥腻、利水、通便、祛痰、祛风解表、止咳生津、延年益寿等功效。

茶的优点很多，但也并非完美无缺，饮茶也要有讲究。品茶亦当与一年四季节气配合，春温、夏热、秋凉、冬寒，民间常有“春喝花茶，夏饮绿茶，秋季青茶，冬季红茶”之说，四季饮对茶，更有利于养生保健。

**春饮花茶**

春季万物复苏，饮花茶可以散发冬天积存在人体内的寒邪，生发阳气。花茶品种繁多，功效各不相同。比如，肝气郁结者可饮用疏肝解郁的玫瑰花茶或月季花茶；常头痛者可以多喝些菊花茶；经常嗓子疼、咳嗽的人可以喝玉蝴蝶花茶。花茶虽好，却不适合脾胃虚寒、阴虚火旺者饮用。

**夏饮绿茶**

绿茶是不发酵茶，营养成分较高，还具有降血脂、防血管硬化等药用价值。夏季气候炎热，人体的津液会大量耗损，饮用性味苦寒的绿茶，可以清热解暑、解毒止渴，有助于身体排汗、泻心火。

此外，绿茶还含有大量茶多酚、咖啡碱、氨基酸等，可刺激口腔黏膜、促进消化腺分泌，利于生津，可以说是盛夏消暑止渴的佳饮。

**秋饮青茶**

秋季天气凉爽，但干燥，余热未消，令人口干舌燥，嘴唇干裂，会产生“秋燥”，人体津液也未完全恢复平衡。此时，可多饮用一些青茶。

青茶又称乌龙茶，性味介于红茶、绿茶之间，属半发酵茶，不寒不热。这种茶不仅具有绿茶的清香，又有红茶醇厚之味，既能消除余热，还能恢复津液、润喉美肤、消解脂肪。

青茶还可与绿茶、花茶混合饮用，以取绿茶清热解暑之功、花茶化痰开窍之效。

**冬饮红茶**

红茶是全发酵茶，富含维生素A、钙、磷、镁、钾、咖啡碱、异亮氨酸、亮氨酸、赖氨酸等多种营养元素，刺激性小，具有解除疲劳的作用。

红茶经冲泡后呈红色汤汁，与苹果汁、柠檬汁、大枣、生姜等均可以冲调。

冬季寒气袭人，万物蛰伏，人体阳气易损。此时宜选用味甘性温的红茶，可以温热身体、生热暖胃，还能助消化、去冬季进补之肥腻。

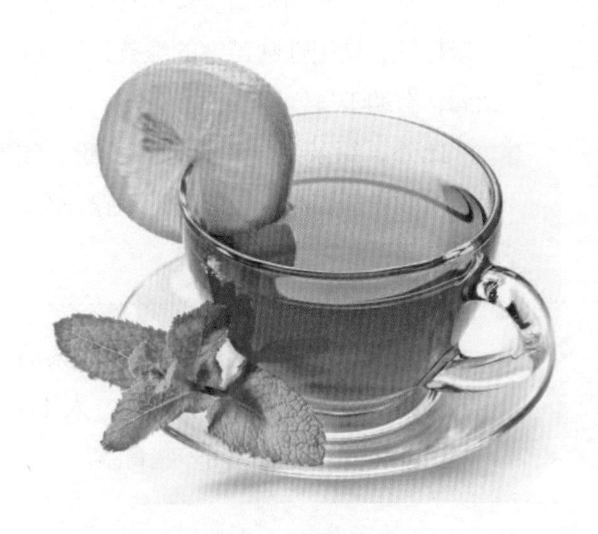

## 饮茶的“六不宜”

茶饮虽益处很多，但喝茶也有不少禁忌。下面我们介绍一下饮茶的“六不宜”。

### 不宜单一、过量饮茶

女性，尤其体虚的，不宜长期单一、过量饮茶，尤其不宜饮用浓茶。浓茶中含有大量咖啡因，会影响机体对钙的吸收，久而久之，容易导致骨质疏松症，引起腰背痛。

### 不宜空腹或饭后马上饮茶

茶叶中含有大量的咖啡因等生物碱，人在空腹时，胃内残留物基本排空，空腹饮茶吸收过多的生物碱，会出现头晕、心慌、手脚无力、胸闷等症状。胃不好的人更不应空腹饮茶，因为茶叶中含有大量鞣酸，会刺激胃酸分泌过量，从而加重胃病。

饭后马上饮茶会影响消化，茶叶中的单宁酸与食物中的蛋白质结合，会生成一种不易消化的凝固物质，影响肠道对蛋白质的消化与吸收。

### 不宜在特殊时期饮茶

生理期、妊娠期、哺乳期都是特有的女性生理期。生理期饮茶，茶内的单宁酸会导致缺铁；妊娠期饮茶，咖啡因会增加心肾负担，不利于胎儿发育；哺乳期饮茶，单宁酸会抑制乳汁的分泌。

### 老年人不宜饮寒性药茶

花茶也具有温、凉、寒、热等不同属性及药性。老年人一般脾胃虚寒，不宜饮用绿茶、生茶、乌龙茶等属性偏寒的茶，以及黄芩、鱼腥草、蒲公英、金银花、连翘、黄连、淡竹叶、荷叶、菊花等药性偏凉的药材配制的凉茶。

### 不宜睡前多饮茶

很多人喜欢饭后喝点茶，但睡前2小时内最好不要饮茶。众所周知，茶叶会使人精神兴奋，睡前喝茶会影响睡眠，尤其是新采的绿茶，饮用后神经极易兴奋，会造成失眠。

### 不宜饮茶水服药

吃药时不能喝茶，因为茶叶中含有大量的草酸、鞣酸，不利于药物有效成分的吸收。特别是服用补血铁剂时，会影响铁剂吸收。服用药物最好选用温开水，牛奶、茶水、汤膳等均含有其他营养成分，会影响药效，不利于药物发挥作用。

## 煮好汤膳的小妙招

要煮好一道既养生又美味的汤膳，还需要知道一些小妙招，让养生汤膳起到强身健体、防病治病、养颜美容的功效。

### 妙招 1：水量要适宜

煲汤时如果原料与水量的比例不同，如按1：1，1：1.5，1：2，1：3，1：4等不同的比例煲汤，煲出的汤在色泽、味道、香气等方面也各有不同。总体而言，原料与水量的比例以1：1.5时为最佳，此时汤中析出的氨基酸、维生素等营养成分的浓度最高。水量过多，汤品的浓度就会下降，口感也会变差；水量过少，则不能完全浸没原料，不利于营养成分的充分析出。

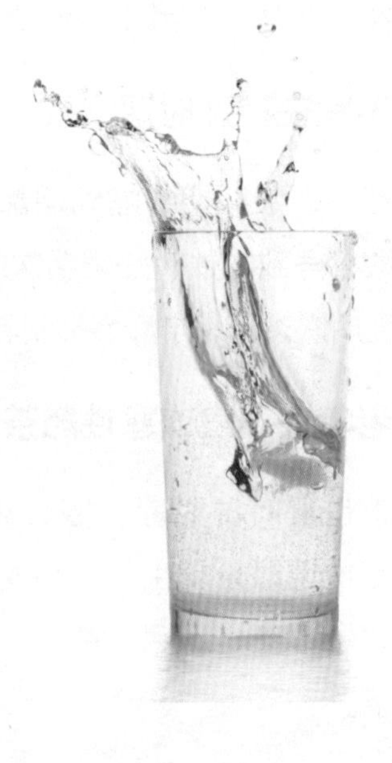

## 妙招 2：主食材与调料应合理搭配

汤中一般会包括主食材，以及花椒、生姜、胡椒、葱、桂皮、香叶、陈皮、香叶等调味料。这些调味料有着去腥增香、促进食欲等不同作用。

不过，在煲汤的时候，针对不同的主食材，需要加入不同的调味料。比如：

※ 牛肉适合用胡椒粉、百里香、肉豆蔻、薄荷烹调。

※ 羊肉适合用咖喱粉、大蒜、薄荷、迷迭香烹调。

※ 猪肉适合用大蒜、洋葱、胡椒粉烹调。

※ 鸡肉适合用生姜、辣椒粉、百里香、迷迭香、薄荷烹调。

※ 鱼适合用咖喱粉、芥菜、胡椒粉、辣椒粉、薄荷烹调。

※ 胡萝卜适合用桂皮、丁香、生姜、肉豆蔻、迷迭香、薄荷烹调。

※ 土豆适合用大蒜、洋葱、辣椒粉烹调。

另外，根据四季的不同，煲汤时也应加入时令蔬菜作为配料，对于易上火的牛、羊肉则需要加入去火的配料，比如萝卜等。

煲汤时要先放葱、姜、料酒，最后放盐。过早放盐会使原材料表面蛋白质凝固、沉淀，汤色灰暗，还影响鲜味物质的溢出。

## 妙招 3：掌握好火候和煲汤时间

对于煲汤的时间，大厨行话讲“三煲四炖”，即煲汤一般需要2~3小时，炖汤则需要4小时左右。因为煲与炖是两种不同的烹饪方式。煲时直接将锅放于炉上焖煮，会使汤汁越煮越少，食材也较易于酥软散烂；而炖一般是用隔水蒸熟为原则，食材会保持原状，软而不烂，也会保持原汁不动。

此外，在火候方面，煨汤火候的要诀就是“大火烧沸，小火慢煨”。在烧煮大鱼、大肉时，应先用大火烧开，再用小火慢煮，食材会更加熟透入味。因为原食材中包含很多营养成分，超过60~80℃的温度会破坏部分维生素和酶，火候应以汤面煮沸为准，切忌大火急煮，让汤汁大滚大沸。

如果使用大火猛煮，肉类表面的蛋白质会急剧凝固、变性，不溶于水，减少鲜香味，肉中脂肪也会溶化成油，蒸发掉养分，造成汤水消耗、原料外烂内生、须中途补水等问题，从而降低汤品质量。

而采用小火慢煮则可以保持食材的纤维组织不受损，使鲜香物质充分溶解出来，锁住食材营养成分，尽可能保持菜肴完整、汤色澄清、醇正鲜美。

### ●妙招 4：食材应冷水下锅、撇除浮沫

用于煲汤的食材，比如鸡、鸭、肉类等，一般组织结构紧密，鲜香物质溶解得比较慢，如果突然投入沸水中，食材表层细胞会受到高温刺激迅速凝固，从而影响食材内部蛋白质、维生素、鲜香物质等营养成分的析出。

若把食材与冷水一起下锅加热，可以使原料随着水温的不断升高，将食材体内的蛋白质、脂肪、鲜香物质等营养成分，经慢慢加热后充分浸出溶于汤内，使汤味鲜醇味美。

此外，煲汤还讲究“一气呵成”，不应中途加水，这样会使汤水温度骤然下降，肉内蛋白质凝固，不能充分地溶解于汤中，影响汤的鲜美滋味和口感。

肉类氽水以及蒸炖时，上层出现的白色浮沫一般是可溶于水的蛋白质，而呈现脏灰色的浮沫则是嘌呤等有害物质。但无论是白色浮沫还是脏灰色浮沫，炖汤时都应清理干净，否则会滋生细菌，加重痛风等病症。

## 煲汤需了解的四大禁忌

### ●禁忌一：煲汤时间不宜过长

加肉类煲汤的时间一般为1~2小时，最多4小时，素食煲汤则在半小时左右。如果时间过长，会导致食材氨基酸氧化，过分分解蛋白质，从而产生酰胺碱，降低汤的鲜味。

### 禁忌二：煲汤中途切记不加水

煲汤炖煮过程中不宜再添加清水，特别是冷水，否则汤中蛋白质的营养成分突然遇冷容易遭到破坏，影响汤汁口感。

### 禁忌三：绿叶蔬菜尽可能手撕

如果用绿叶类蔬菜入汤，不建议用刀切，可以采用手撕的方式最大限度地保存原料的维生素和植物纤维，在汤快煮好时再放入锅中。

### 禁忌四：汤膳不应隔日食用

煲好的汤膳应该趁汤汁食材新鲜时现制现用，不宜隔日食用。因为汤中含有丰富的营养，非常适合细菌和微生物的繁殖，产生有害物质，不利于人体健康。如果非要隔夜食用，那么可以用保鲜膜封在玻璃器皿中，储存在冰箱中。

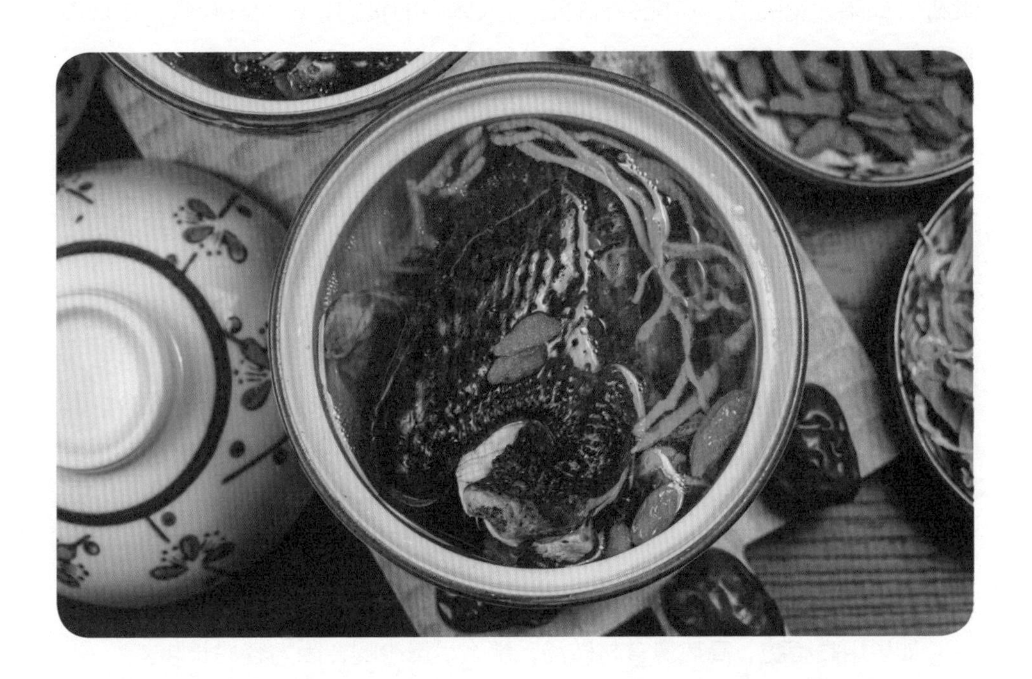

## 正确喝汤更健康

宁可食无菜，不可食无汤！一日三餐当中，汤也是一道必不可少的佳品。但喝汤也需要有讲究，这样才能更健康。

### 饭前喝汤

俗话说“餐前喝汤，身心健康，饭后喝汤，越喝越胖”，正确的喝汤法应是饭前先喝几口汤，将口腔、食管润滑一下，以减少干硬食物对消化道黏膜的不良刺激，并促进消化腺分泌，可以开胃。

此外，餐前喝点汤还能提高饱腹感，进而抑制摄食中枢，减少食欲，起到一定的节食减肥作用。

饭前喝汤虽有益处，但也不宜太多，否则把胃撑得太饱，影响食欲和正常消化。

餐后喝汤也是不健康的，吃饱了再喝汤容易造成营养溢出和肥胖症；此外，如果大量喝汤，可能会稀释已进入体内的食物，或使其膨胀，出现腹胀、腹痛等明显的消化不良症状。

### 不能喝烫汤

有的人喜欢喝很烫的汤，其实有百害而无一利，超过60℃的温度会造成口腔、食道、胃黏膜等部位烫伤。喜喝烫食者的食道癌发病率较高。

### 喝汤也要吃汤渣

很多人喝汤不愿吃汤渣，汤鲜美，汤渣却嚼之乏味，也无营养成分。其实，经过长时间炖煮的汤，汤渣中蛋白质已充分水解，虽口感不太好，但其中的肽类、氨基酸更利于人体的消化吸收。

### 高脂肪汤不宜多喝

如果用高脂肪、高热量食材做汤，那么尽量少喝，因为容易长胖。

### 不宜久食汤泡米饭

汤泡饭一般饱含水分，松软易吞咽，人们会因懒于咀嚼，使唾液中的消化酶减少，影响消化吸收，从而增加胃的负担，容易引发胃病。

## 常用的汤膳茶饮药食材

汤膳，简而言之，就是由一些食材和药材搭配熬制而成的美味佳肴。在中国人的饮食中，许多食物既是食物又是药物，不同的药食材搭配会有不一样的养生之效。下面我们将为大家介绍一些日常生活做汤膳常用到的煲汤药食材。

### 党参

党参是一味补气类中药，性平、味甘，含多种糖类、酚类、甾醇、挥发油、皂苷及微量生物碱，可以调理中气不足，有增强免疫力、健脾益肺、养血生津、扩张血管、降低血压、改善微循环等作用。

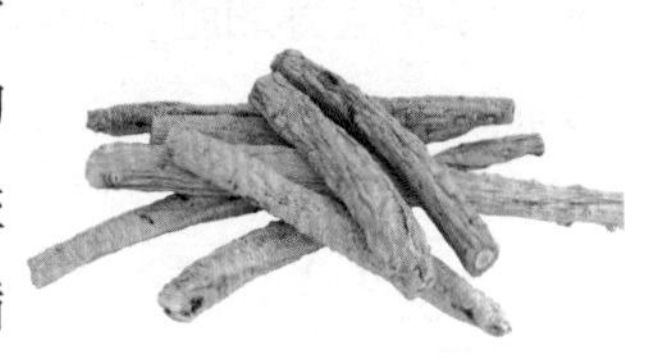

### 人参

人参是一种特别珍贵的药材，被称为“百草之王”，常被用作滋补药，不仅含有人参素，还富含维生素、钙、镁、皂素，可调节中枢神经系统，养心安神，能补肺气，改善心脏功能，可以补五脏、健脾胃，大补元气。人参中含有的皂素有溶血作用，可散发风湿性心脏病引起的各种瘀血。

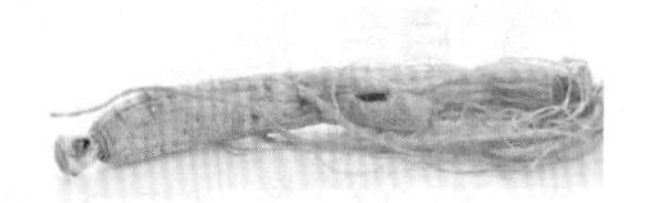

## 山药

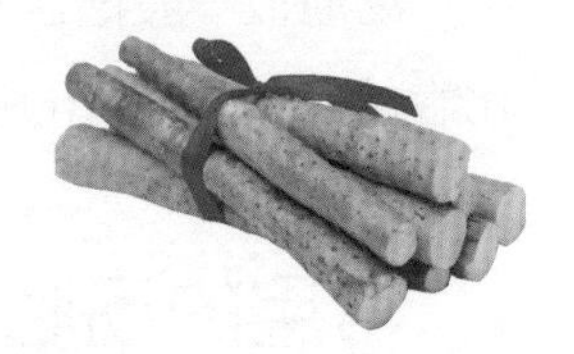

山药是滋补佳品，具有健脾益胃、补肾益精、润燥滑肠、降血糖等功效，可辅助治疗女子不孕、带下、血崩，腰膝冷痛、血枯便秘等病症。

## 大枣

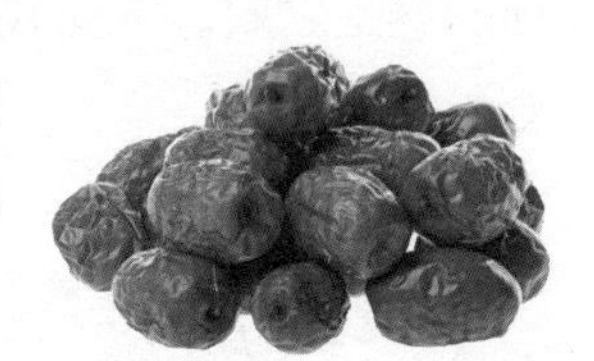

大枣中的铁元素含量丰富，可以促进血红蛋白生成，能使面部气色红润。其含有的黄酮类成分有一定镇静安神的作用，可用于调理心神不宁、失眠多梦等症状。

大枣还能补中益气、养血安神，增强血中含氧量，滋养全身细胞，缓解倦怠无力、中气下陷、气喘等症状。

## 枸杞

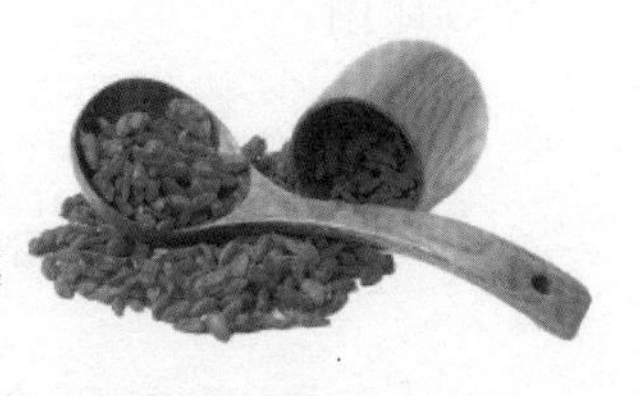

枸杞入肝经、肾经，具有滋肾、润肺、补肝、明目的功效，可以辅助调理肝肾阴亏、腰膝酸软、头晕、目眩、目昏多泪、虚劳咳嗽、肺燥消渴、遗精等病症。

## 百合

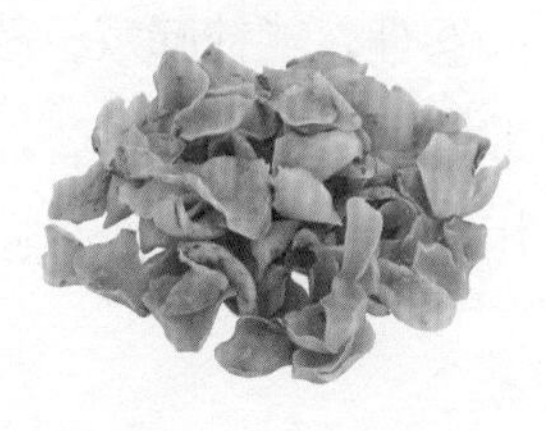

百合性寒、味甘，作用平和，不仅具有补肺阴、清肺热虚火、生津止渴的功效，还有一定的止咳祛痰作用，可起到养阴清心、宁心安神的作用。

## 莲子

莲子性平、味甘，具有补中益气、养心益肾、滋阴降火、补脾涩肠、益肾固精、止呕开胃的功效。莲子含有的棉子糖还可以改善脂质代谢，降低血脂和胆固醇。

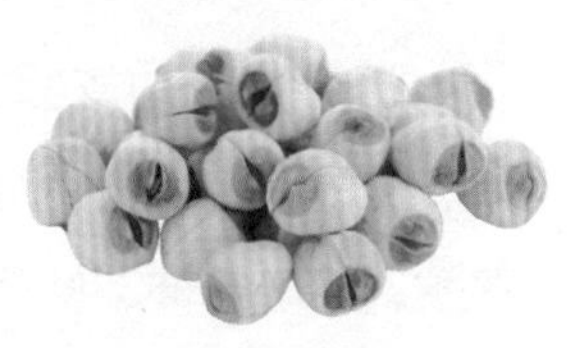

## 当归

当归味甘而重，可补血活血，“补中有动，行中有补”，为血中之要药，还可以润肠通便，多用于血虚萎黄、眩晕心悸、月经不调、经闭痛经、肠燥便秘等病症。

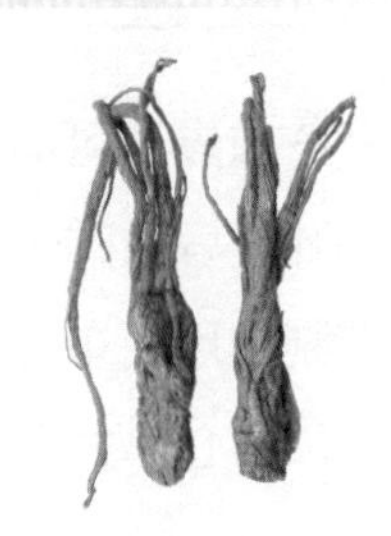

## 川贝

川贝性微寒，是一味名贵中药材，具有润肺止咳、化痰平喘、散结消痈的功效，可用于肺热燥咳、热证咳嗽、慢性支气管炎、支气管哮喘等疾病的治疗。

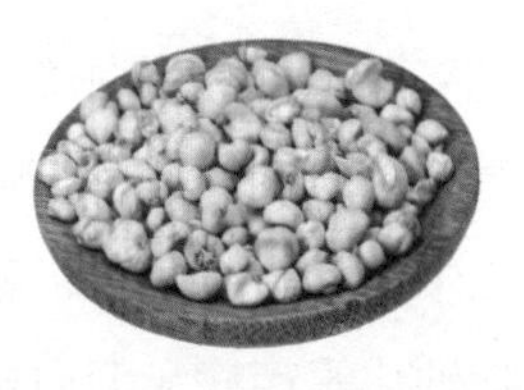

## 虫草花

虫草花性质平和，不寒不燥，多用于汤料和药膳。其含有虫草多糖、超氧化物歧化酶、维生素E等物质，能清除机体代谢的自由基，诱导生产超氧阴离子，具有抗衰老、促进肝脏细胞修复的功效。虫草花中还有腺苷、虫草素等成分，可以改善血糖浓度，防治糖尿病。

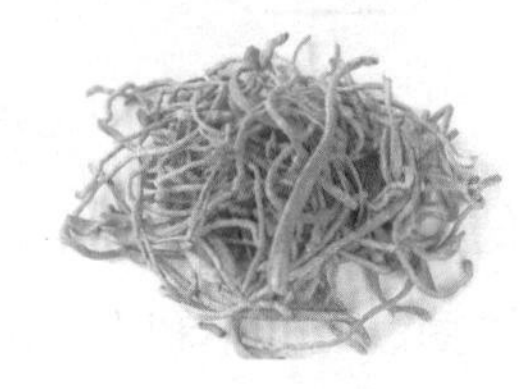

## 桂圆

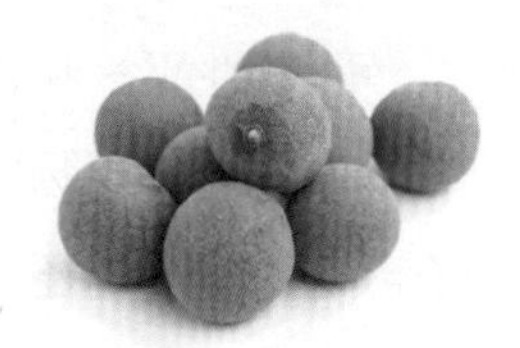

桂圆的假种皮富含维生素、磷、铁，可益脾健脑、提高热能、补充营养、促进血红蛋白再生、美容养颜、养心安神、补气血。

## 冬虫夏草

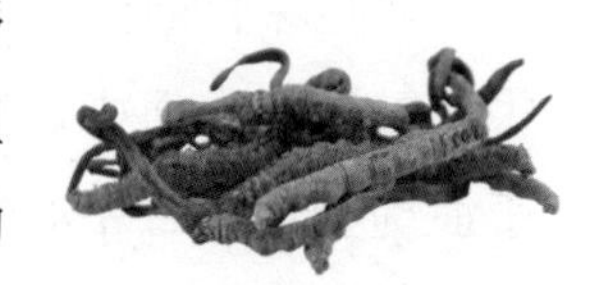

冬虫夏草可增强机体的免疫力，滋补肺肾，能够缓解肺虚导致的久咳虚喘，对肺癌、肝癌等也有明显的抑制作用。东北虫草还能够止血化痰，提高心肌功能，预防心律失常。

## 白果

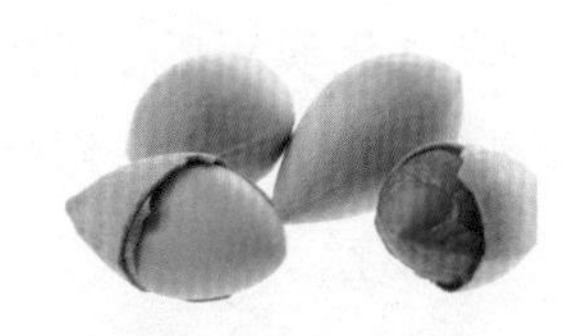

白果含有蛋白质、糖类等多种营养元素，能敛肺气、定痰喘，缓解咳嗽、咳痰、哮喘等病症。白果种仁中还含有黄酮苷、萜内酯，可用于防治脑血栓、动脉硬化等疾病。但白果若过量食用会产生中毒，所以成人一天食用尽量不超过5颗。

## 薏米

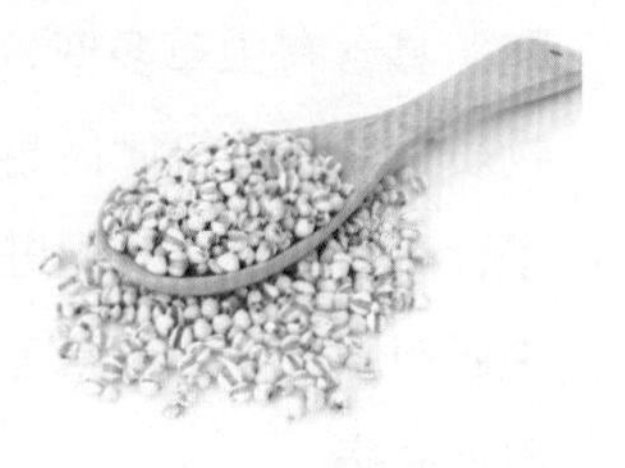

薏米味甘淡、性微寒，有健脾补肺、利水消肿、健脾止泻、降血压、解热的功效，多用于治疗泄泻、湿痹、屈伸不利、水肿、白带等症。

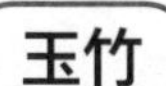

## 玉竹

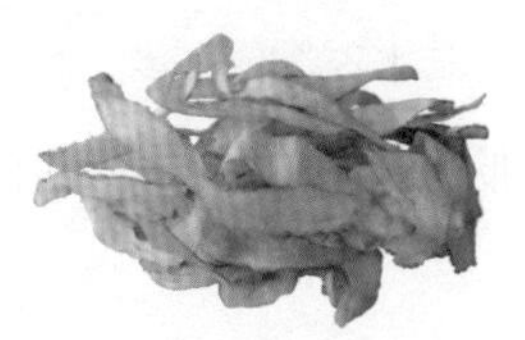

玉竹有养阴润燥、生津止渴、安神强心的功效，能够帮助清除肺热，可治疗阴虚肺燥引起干咳、鼻塞、盗汗、潮热等症状。

## 五味子

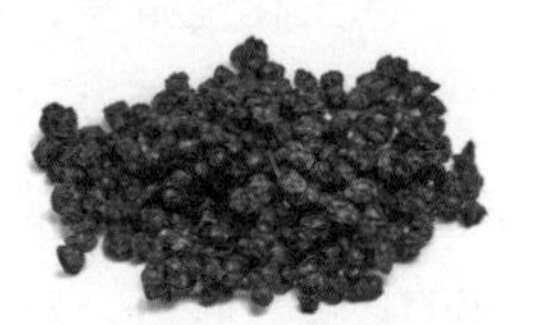

五味子是华中五味子的成熟果实，能收敛固涩、益气生津、补肾宁心，主要治疗久咳虚喘、久泻不止、自汗盗汗、津伤口渴、心悸失眠。

## 金银花

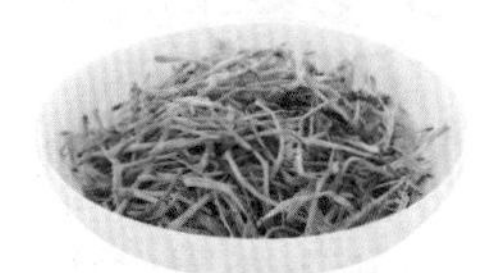

金银花含有丰富的多糖、绿原酸、锰、锌、钛等活性成分，可以清热解毒、消炎退肿、抑制病原体感染、扩张血管，是炎炎夏日提神解暑的良药。

## 菊花

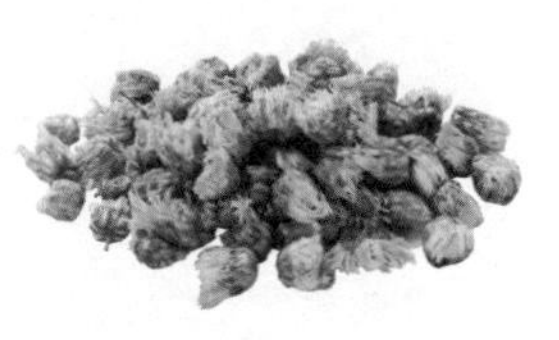

菊花味甘苦、性微寒，能疏散风热、清肝明目、降血压、提神，可治风热感冒、微恶风寒、头痛眩晕、目赤肿痛等病症。

## 枳实

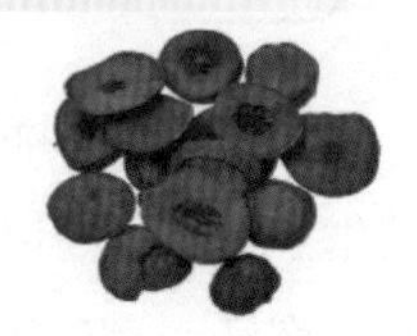

枳实性微寒，具有破气消积、止咳化痰、止泻通便的功效，主治积滞内停、大便秘结、子宫脱垂等。

## 霸王花

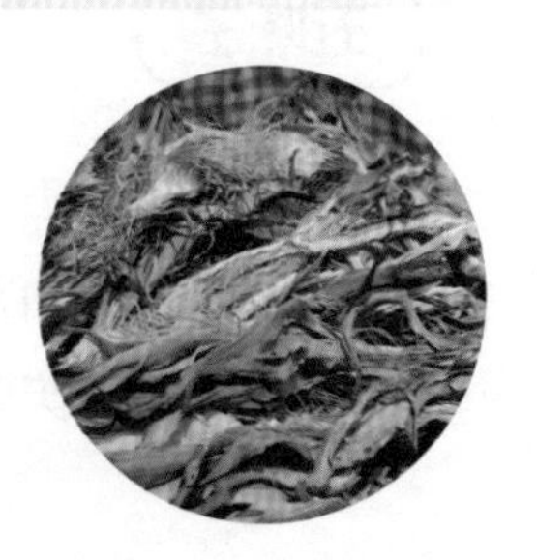

霸王花性微寒，含有的黄酮醇、苷类化合物具有抗氧化、调节免疫的作用，同时具有清热润肺、解毒消肿、除痰止咳、滋补养颜等功效，可以治疗肺热引起的咳嗽、咳痰，对风热气毒蕴结引起的腮腺炎、痈毒疥疮也有一定的治疗效果。

## 麦冬

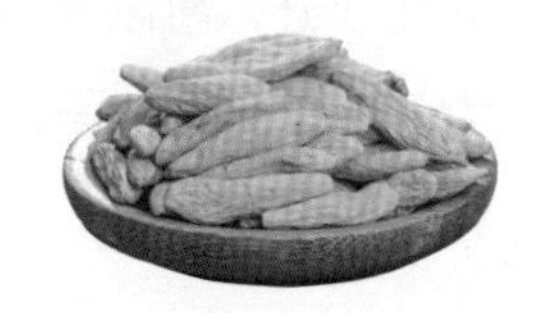

麦冬性微寒、味甘，是养阴润肺的上品，具有养阴润肺、益胃生津、清心除烦的功效，可用于肺燥干咳、阴虚痨嗽、喉痹咽痛、津伤口渴等。

# 喝对茶饮，**内外调养气色佳**

茶饮是我们日常生活中随时都可以享用的，女性选择适合的茶饮，不但可以补气血、提神醒脑，还可以滋阴养颜、抗衰老，调理月经，内外调养，气色更好。

## 气色红润

### 黄芪党参枸杞茶

**材料：**黄芪15克，党参15克，枸杞8克

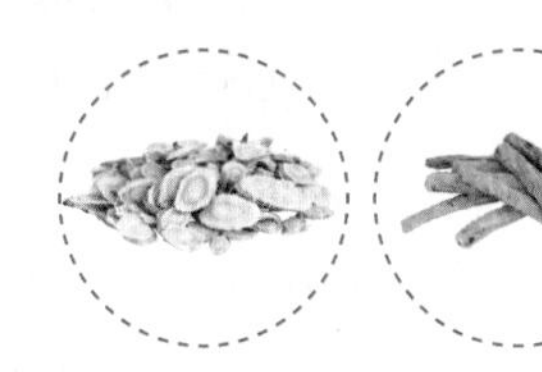

**做法：**

①砂锅中注水烧开，放入洗好的黄芪、党参。

②用小火煮约20分钟，至其析出有效成分。

③放入洗好的枸杞，拌煮约2分钟，将煮好的茶水装入碗中即可。可加水反复煮几次，至味道变淡。

**养生功效：**

黄芪具有增强免疫力、托毒生肌、抗疲劳等作用。

党参具有补中益气、健脾益肺、养血生津、增强机体免疫力的功效。

枸杞具有滋肾补肝、润肺止咳、养肝明目的功效。

## 大枣桂圆茶

**材料：**大枣、桂圆、枸杞、玫瑰花各2克，冰糖适量

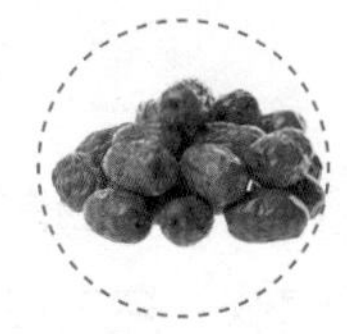

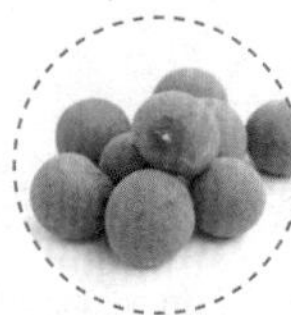

**做法：**

①可往杯中倒入一些开水，温杯后弃水不用。

②然后将大枣、桂圆、枸杞、玫瑰花、冰糖一起放入杯中，倒入适量开水没过茶材。

③轻轻摇晃茶杯，将茶水倒出，再倒入适量开水，泡5分钟后即可饮用。

**养生功效：**

玫瑰花能够温养心肝血脉、舒发郁气、活血散瘀、调经止痛。

桂圆中含有丰富的维生素、胶原蛋白，可补气血、润泽肌肤、淡化皱纹，具有美容养颜作用；还可以养心安神、防癌抗癌，有效降低子宫癌的发生率。

大枣具有补脾和胃、益气生津、养血安神、改善心肌营养的功效。

枸杞具有滋肾补肝、润肺止咳、养肝明目的功效。

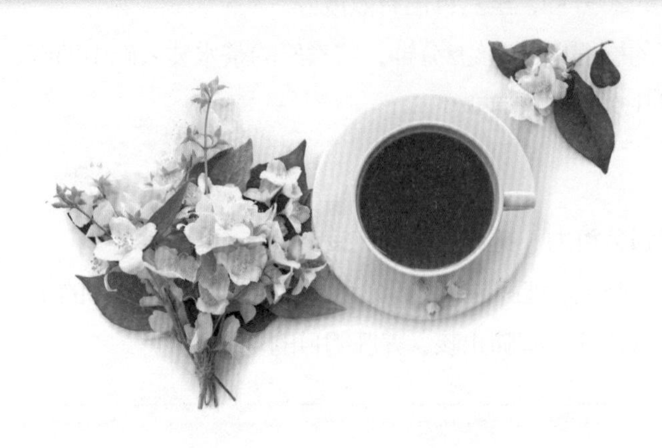

## 黄芪大枣茶

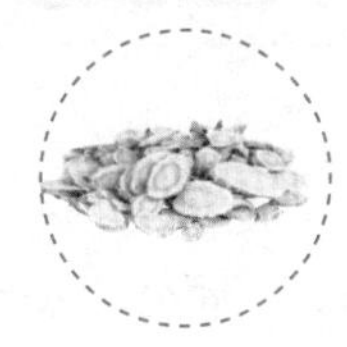
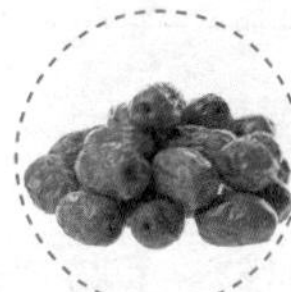

**材料：**黄芪15克，大枣25克

**做法：**

①砂锅中注水烧开，放入备好的大枣、黄芪。

②盖上盖，用小火煮20分钟至其析出有效成分。关火之后把煮好的药茶盛出，再装入碗中。

**养生功效：**

大枣具有补脾和胃、益气生津、养血安神、改善心肌营养的功效。

黄芪具有增强免疫力、托毒生肌、抗疲劳等作用。

## 桑葚补血茶

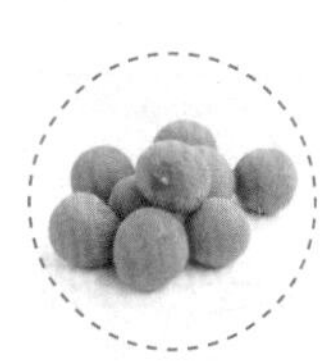

**材料：**桂圆15克，桑葚10克，迷迭香3克，冰糖适量

**做法：**

①砂锅中注入适量清水烧开，倒入洗净的桂圆、桑葚，搅拌片刻，用小火煮20分钟，至药材析出有效成分。

②揭开盖，加入迷迭香、冰糖，搅拌均匀，续煮片刻，盛出煮好的茶，装入杯中即可饮用。

**养生功效：**

桂圆含有丰富的维生素、胶原蛋白，可增加皮肤的弹性张力，润泽肌肤，淡化皱纹，还具有养心安神、补气血的功效。

桑葚是补虚的药物，主要功效是滋阴补血、生津润肠。

迷迭香稍带刺激性，具有提神、降压降糖、改善肌肤等功效。

# 暖胃养胃

## 暖胃茶

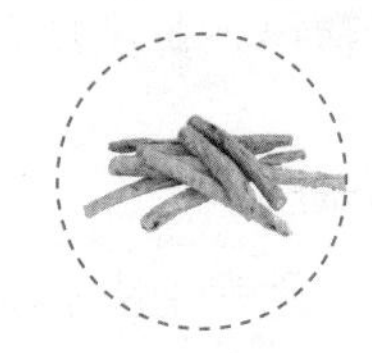

**材料：**枳实25克，蒲公英20克，党参30克

**做法：**

①锅中注入清水烧开，倒入洗净的党参、蒲公英、枳实，小火煮5~10分钟至药材有效成分析出。

②关火后将煮好的药膳茶倒入杯中即可。

**养生功效：**

枳实味苦辛、性微寒，具有破气消积、和胃润肠的功效。

蒲公英具有清热解毒、清胃利胆、清化湿热的作用。

党参具有补中益气、健脾益肺、养血生津、增强机体免疫力的功效。

## 大麦甘草茶

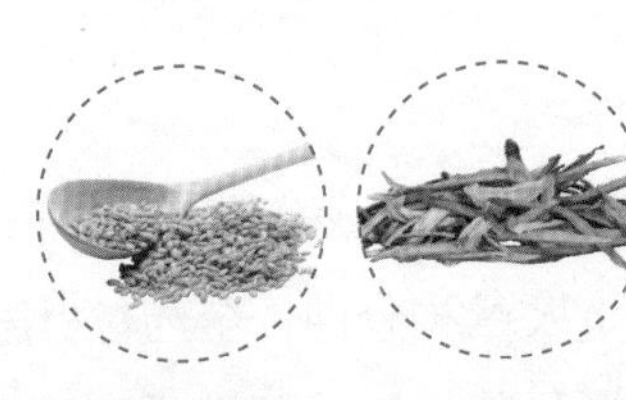

**材料：**熟大麦15克，甘草4克

**做法：**

①将大麦、甘草放入煮茶包，砂锅中注水烧开，放入茶包，中火煮20分钟至析出有效成分。

②揭盖，取出茶包，将煮好的茶盛出装入茶杯中即可。

**养生功效：**

甘草能够补脾益气、祛痰止咳。

大麦可以益气、暖胃、健脾、消除胃寒、平胃气、止隐痛。

## 红糖山楂茶

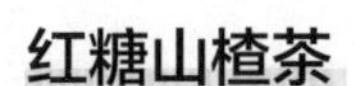

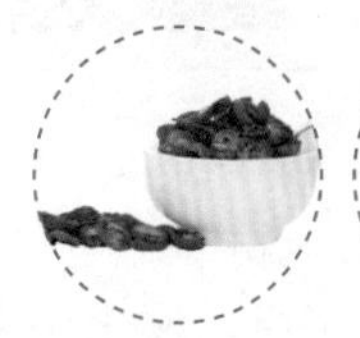

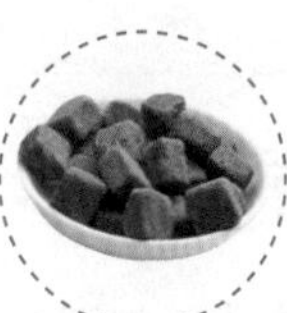

**材料：**山楂干30克，红糖20克

**做法：**

①锅中注入清水烧开，倒入洗好的山楂干小火煮5~10分钟，至药材有效成分析出。

②揭盖，放入红糖至溶化，将煮好的茶盛出装入茶杯中即可。

**养生功效：**

山楂干中含有山楂酸等多种有机酸，味酸、甘，并含有解脂酶，可以健脾开胃、促进机体消化能力、调节血脂代谢等。

## 人参麦冬茶

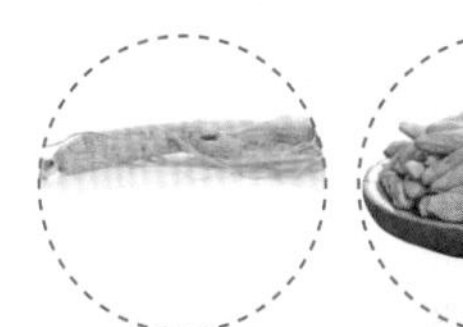

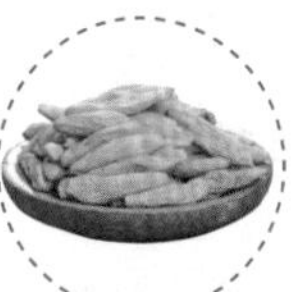

**材料：**人参60克，麦冬20克

**做法：**

①将备好的人参切片，待用。

②锅中注入适量清水烧开，倒入人参片、麦冬，小火煮5~10分钟，至药材有效成分析出。

③揭盖，将煮好的茶盛出装入茶杯中即可。

**养生功效：**

人参的功效是大补元气、补脾益肺、生津养血、安神益智。

麦冬具有养心润肺、益胃生津、清热化痰等功效。

## 有助睡眠

### 合欢菊花茶

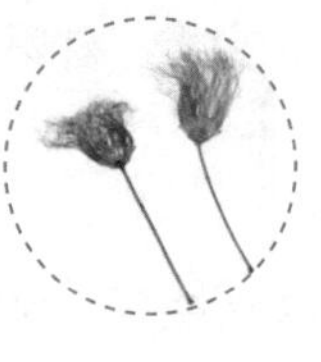
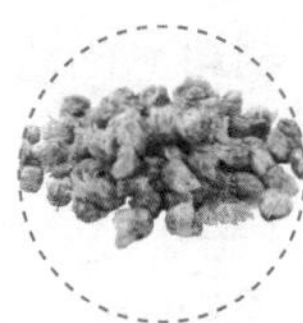

**材料：** 合欢花10克，菊花10克，蜂蜜20克

**做法：**

①将合欢花和菊花泡在水中清洗掉杂质，捞出沥干水分。

②锅中加清水烧开，放入合欢花和菊花，小火煮10分钟，至药材析出有效成分。

③煮好后倒出茶水，装入杯中，加入蜂蜜调匀即可饮用。

**养生功效：**

菊花可清热泻火，是清凉解暑的佳品。

合欢花具有解郁安神、活血止痛的功效，对于郁结胸闷、夜眠不安、失眠健忘等病症有一定的调理效果。

### 灵芝甘草茶

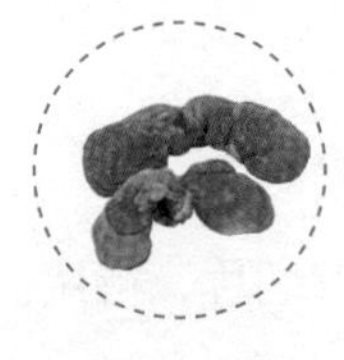
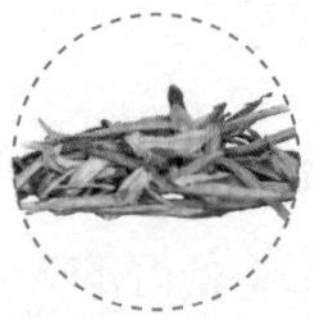

**材料：** 灵芝10克，甘草8克，蜜枣20克

**做法：**

①砂锅中注入清水烧开，倒入洗净的灵芝、甘草、蜜枣，转小火煮约50分钟，至药材析出有效成分。

②揭盖，搅拌几下，关火后盛出茶水，趁热饮用即可。

**养生功效：**

灵芝是养肝佳品，具有安宁心神、止咳化痰、补养气血等功效。

甘草能够补脾益气、祛痰止咳。

蜜枣则可以养血安神。

## 安神助眠茶

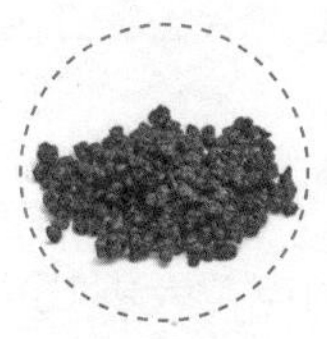
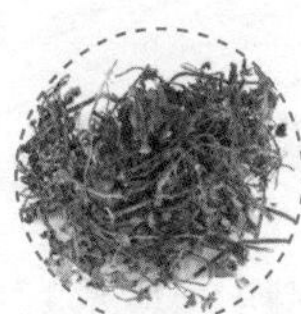

**材料：**五味子、刘寄奴、旱莲草各少许

**做法：**

①砂锅中注入清水烧开，倒入五味子、刘寄奴、旱莲草，用小火煮约15分钟，至药材析出有效成分。

②揭盖，捞出药材，盛出药膳茶，滤入杯中，趁热饮用即可。

**养生功效：**

五味子是华中五味子的成熟果实，有香气，味酸咸、性温，具有收敛固涩、益气生津、补肾宁心等功效。

刘寄奴可以破血通经、敛疮消肿、消食化积。

旱莲草具有滋补肝肾、凉血止血的作用。

## 玫紫解郁茶

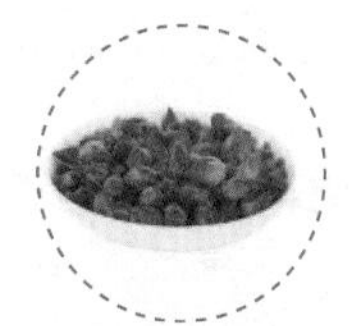

**材料：**玫瑰花10克，紫罗兰10克，蜂蜜适量

**做法：**

①砂锅中注入适量清水烧开，倒入备好的玫瑰花、紫罗兰拌匀，大火煮5分钟至析出有效成分，关火后闷5分钟至入味。

②揭盖，盛出煮好的茶，调入蜂蜜搅匀即可饮用。

**养生功效：**

玫瑰花能够温养心肝血脉、舒发郁气、活血散瘀、调经止痛。

紫罗兰具有清热解毒、淡斑润肤、消除疲劳、调气血的功效。

# 减脂瘦身

## 薏米大枣茶

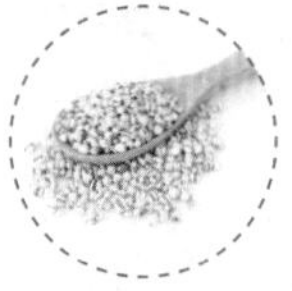
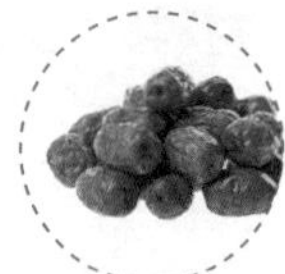

**材料：**薏米110克，大枣15克，枸杞10克

**做法：**

①煎锅不要放油置火上，倒入备好的薏米，用中小火炒干水汽，关火后放凉待用。

②锅中注入清水，倒入大枣、枸杞、炒过的薏米，烧开约10分钟，至药材析出有效成分。关火，倒入泡好的薏米茶即可。

**养生功效：**

薏米含有多种维生素和矿物质，有促进新陈代谢和减少胃肠负担的作用。

## 决明子荷叶茶

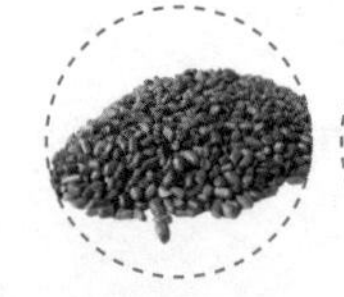
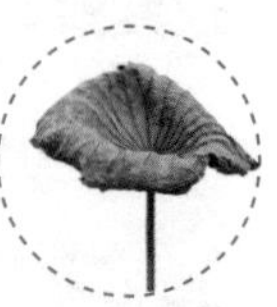

**材料：**决明子15克，荷叶6克，玫瑰花少许

**做法：**

①砂锅中注水烧开，倒入备好的决明子、荷叶、玫瑰花，烧开后用中火煮约15分钟至药材析出有效成分。

②揭盖，捞出锅中的原料，盛出煮好的药茶，装入杯中即可。

**养生功效：**

决明子可用于治疗肠燥便秘，能润肠通便，对瘦身减脂有一定作用。荷叶可以清暑化湿、凉血止血、升发清阳。

## 山楂决明消脂茶

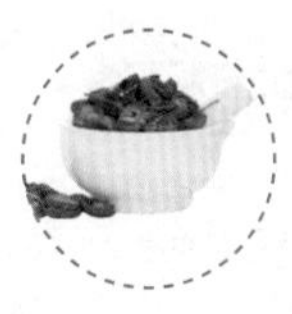
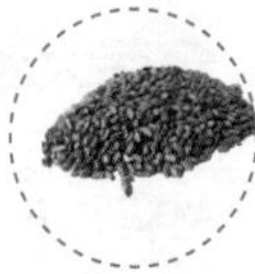

**材料：**山楂干40克，熟决明子20克，蜂蜜30克

**做法：**

①砂锅中注水烧开，倒入备好的山楂干、熟决明子，拌匀，煮10分钟至析出有效成分。

②揭盖，盛出煮好的饮品，装入杯中，加入蜂蜜拌匀即可。

**养生功效：**

山楂可健脾消积，对减肥有利，可辅治继发性肥胖症。

决明子可用于治疗肠燥便秘，能润肠通便，对瘦身减脂有一定作用。

## 灵芝大枣茶

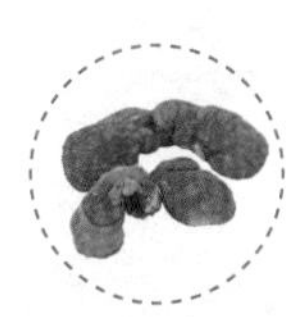
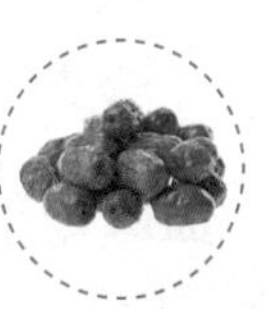

**材料：**灵芝10克，大枣20克

**做法：**

①将洗净的大枣剪开，去核，待用。

②锅中注入清水，倒入去核的大枣，放入灵芝，煮5分钟至药材有效成分析出，将煮好的药膳茶倒入杯中即可。

**养生功效：**

灵芝是养肝佳品，具有安宁心神、止咳化痰、补养气血等功效。大枣具有补中益气、养血安神、调养身心等功效。此茶能够帮助肝脏排出毒素，有养颜瘦身、舒缓精神的作用。

# 调经补血

## 黄芪大枣枸杞茶

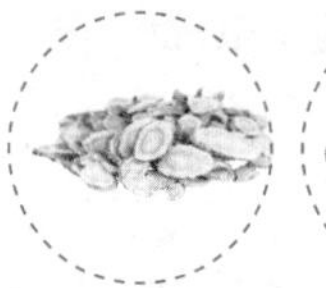
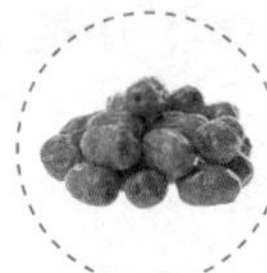

**材料：**黄芪15克，大枣3枚，枸杞5克

**做法：**

①黄芪、大枣提前浸泡片刻。锅中注水，倒入黄芪、大枣，小火煮20分钟，至药材有效成分析出。

②放入枸杞，稍煮一会儿至枸杞熟软，关火盛出煮好的药汤，装碗即可。

**养生功效：**

大枣具有补脾和胃、益气生津、养血安神、改善心肌营养的功效。黄芪是补气要药，具有增强免疫力、托毒生肌、抗疲劳等作用。枸杞能滋阴养血。三者合用，是女性补气益血、调理月经的补养佳品。

## 益母草茶

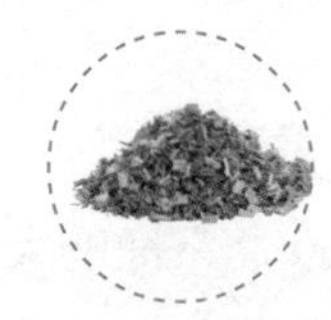

**材料：**益母草10克

**做法：**

①砂锅中注入清水大火烧开，倒入备好的益母草，搅拌片刻，大火烧开后转小火煮30分钟至析出有效成分。

②掀开锅盖，持续搅拌片刻，关火后将煮好的药茶盛出装入杯中即可。

**养生功效：**

益母草性微寒，具有活血调经、清热解毒、利尿消肿的功效。

## 玫瑰香附茶

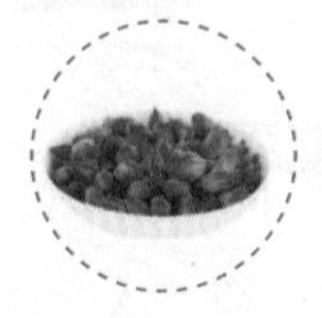
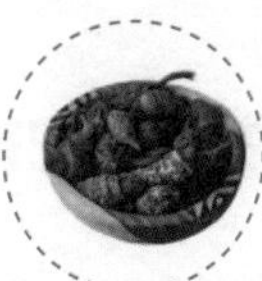

**材料：** 玫瑰花5克，香附3克，冰糖适量

**做法：**

①砂锅中注入适量清水烧开，倒入备好的香附、玫瑰花、冰糖，煮沸后用小火煮约5分钟至药材析出有效成分。

②揭盖后盛入碗中即可饮用。

**养生功效：**

玫瑰花能够温养心肝血脉、舒发郁气、活血散瘀、调经止痛。

香附同样具有疏肝解郁、理气宽中、止痛的功效，对于调理女性月经不调、崩漏带下、经闭、痛经有不错的疗效。

## 玉竹西洋参茶

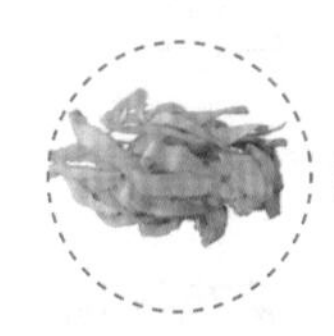
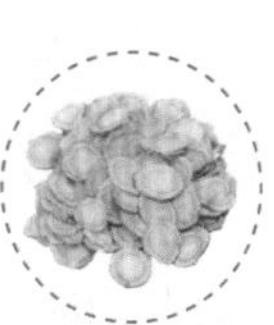

**材料：** 玉竹5克，西洋参少许

**做法：**

①砂锅中注入适量清水烧开，倒入备好的玉竹，用中火煮约10分钟至药材析出有效成分。

②转小火保温，待用。取一个茶杯，放入西洋参，盛入砂锅中的汤汁，泡一会儿，即可饮用。

**养生功效：**

西洋参有补气养血、滋阴补肾、健脾养胃等功效。玉竹味甘、性平，质润和降，具有润肺滋阴、养胃生津的作用。两者一起泡茶饮用，可以清凉解渴、补气血。

# 清肝明目

## 菊花枸杞蜜枣参茶

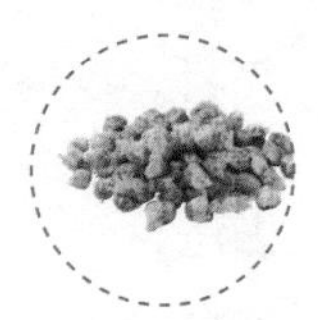

**材料：** 贡菊10克，人参片5克，蜜枣12克，枸杞少许

**做法：**

①砂锅中注入适量清水烧开，倒入备好的贡菊、人参片、蜜枣、枸杞，用小火煮约20分钟至药材析出有效成分。

②关火后揭盖，盛出煮好的茶水，装入杯中饮用即可。

**养生功效：**

贡菊性微寒，具有散风清热、平肝明目的作用。

人参片的功效与作用是大补元气、生津养血、安神益智。

蜜枣可以养血安神。

## 枸杞菊花茶

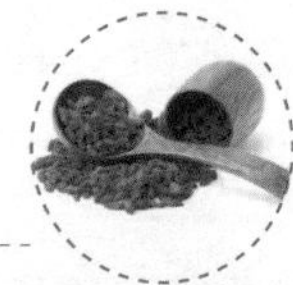

**材料：** 枸杞、菊花各3克，甘草、淡竹叶各2克，冰糖适量

**做法：**

①砂锅中注入适量清水烧开，倒入备好的枸杞、菊花、甘草、淡竹叶，用小火煮约5分钟，至药材析出有效成分。

②析出茶汁，盛入碗中即可饮用。

**养生功效：**

菊花可清热泻火，是清凉解暑的佳品。枸杞具有滋肾补肝、润肺止咳、养肝明目的功效。淡竹叶性寒，具有清热泻火、除烦利尿的作用。甘草能够补脾益气、祛痰止咳。

## 夏枯草菊花决明子茶

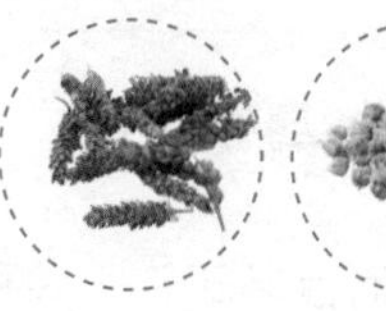
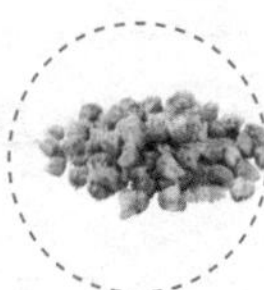

**材料：**夏枯草5克，菊花4克，决明子15克

**做法：**

①砂锅中注入适量清水烧热，倒入备好的夏枯草、菊花、决明子，拌匀，烧开后用小火煮约40分钟，至药材析出有效成分。

②关火后盛出煮好的药茶，滤入杯中趁热饮用即可。

**养生功效：**

夏枯草的功效与作用主要是清肝泻火、散结消肿等。菊花和决明子均可清热泻火、清肝明目，都是清凉解暑的佳品。

## 陈皮乌梅枸杞茶

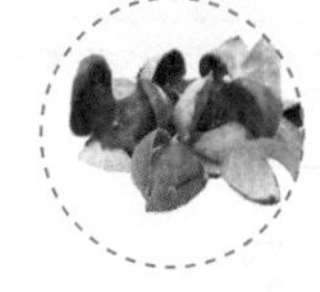
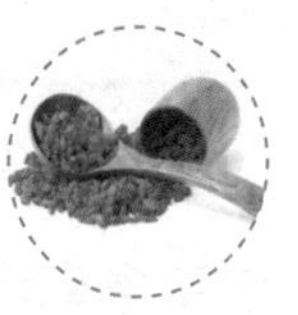

**材料：**陈皮10克，枸杞10克，乌梅40克，冰糖20克

**做法：**

①砂锅中注入适量清水烧开，倒入洗净的陈皮、枸杞、乌梅，用小火煮20分钟，至药材析出有效成分。

②揭开盖子，放入冰糖，煮至冰糖溶化。关火后盛出煮好的茶水，装入碗中即可。

**养生功效：**

乌梅含有枸橼酸、苹果酸、琥珀酸、延胡索酸，有健脾开胃的功效，再搭配上滋养肝血的枸杞、理气导滞的陈皮，可通经活络、调理肝火旺。

# 滋养发质

## 首乌黄精桑寄生茶

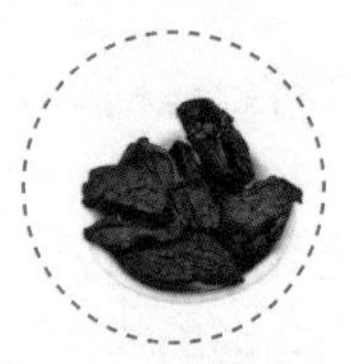

**材料：**何首乌20克，黄精15克，桑寄生10克

**做法：**

①砂锅中注入清水烧开，放入备好的何首乌、黄精、桑寄生，煮沸后用小火煮约20分钟，至其析出有效成分。

②关火后盛出煮好的药茶，滤取茶汁，装入茶杯中饮用即可。

**养生功效：**

何首乌可以补益精血、解毒截疟、润肠通便。

黄精具有润肺滋阴、补脾益肾等功效。

桑寄生味苦、性平，具有祛风湿、强筋骨、补肝肾等功效。

## 太子参乌梅茶

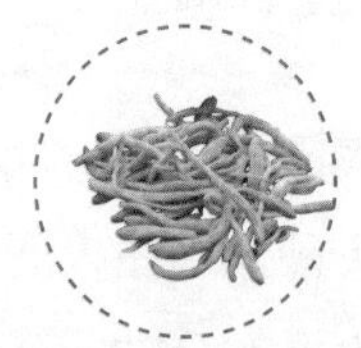

**材料：**太子参5克，乌梅10克，甘草5克，冰糖8克

**做法：**

①砂锅中注入清水烧开，放入备好的太子参、乌梅，煮沸后用小火煮约10分钟，至其析出有效成分。

②加入甘草、冰糖煮5分钟，装入茶杯中饮用即可。

**养生功效：**

太子参、乌梅和甘草均有益气养阴、健脾、平喘止咳的作用。

## 山茱萸五味子茶

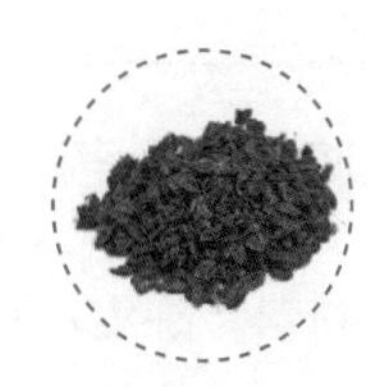

**材料：**山茱萸10克，五味子10克，益智仁10克

**做法：**

①砂锅中注入适量清水烧开，放入备好的山茱萸、五味子、益智仁，用小火煮20分钟至其析出有效成分。

②盛出煮好的药茶，滤入杯中即可饮用。

**养生功效：**

山茱萸可以补益肝肾、收涩固脱。

益智仁则能摄尿固精、温脾、提高心脏功能。

五味子是华中五味子的成熟果实，有香气，味酸咸、性温，具有收敛固涩、益气生津、补肾宁心等功效。

## 首乌丹参茶

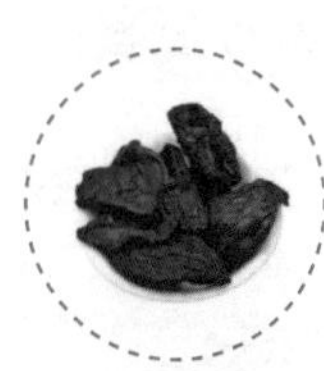

**材料：**绿茶1袋，何首乌10克，蜂蜜、泽泻、丹参各适量

**做法：**

①锅中加入清水，将绿茶袋、何首乌、泽泻、丹参放入锅中，煮沸15~20分钟。

②关火取出绿茶包，以及何首乌、泽泻、丹参渣，将茶汤倒入杯中，加入蜂蜜搅拌均匀即可饮用。

**养生功效：**

何首乌可以补益精血、解毒截疟、润肠通便。

泽泻味甘淡，归肾、膀胱经，具有利水渗湿、泄泻、降血脂等功效。

## 除湿热、清心火

### 陈皮茯苓茶

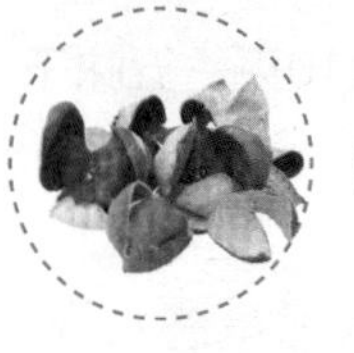
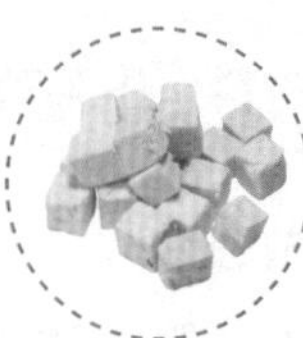

**材料：** 陈皮7克，茯苓10克，冰糖适量

**做法：**

①往砂锅中注入适量清水，放入洗净的陈皮、茯苓，大火烧开后用小火炖20分钟，至食材熟软。

②放入冰糖，煮至完全溶化，把煮好的糖水盛出，装入汤碗中即可。

**养生功效：**

陈皮有理气健脾、燥湿化痰的作用。

茯苓性平，可以起到健脾、宁心的功效，有助于改善睡眠质量。

### 黄芩瓜蒌茶

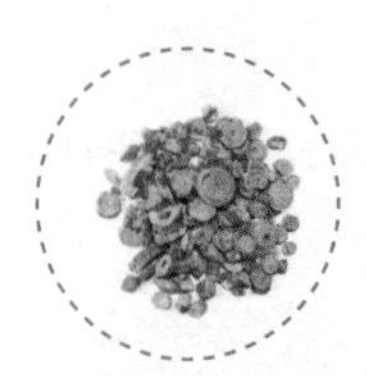

**材料：** 黄芩6克，瓜蒌5克

**做法：**

①砂锅中加入适量清水，放入洗净的黄芩、瓜蒌，大火煮沸后转小火续煮10分钟。

②盛出煮好的药茶，装入碗中饮用。

**养生功效：**

黄芩的功效为清热燥湿、泻火解毒。

瓜蒌性寒，有清热化痰、润肠、宽胸散结之功。

## 桑叶菊花饮

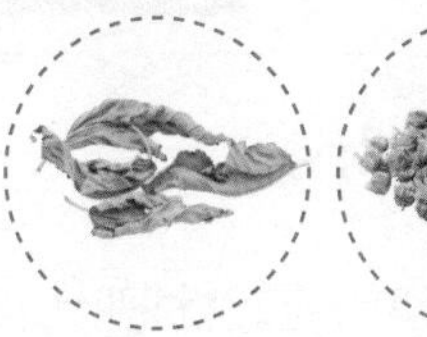
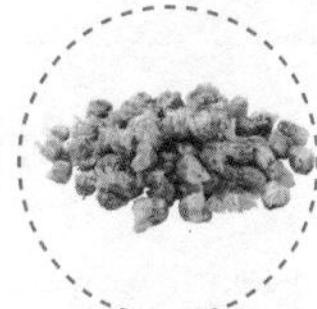

**材料：**桑叶10克，菊花5克，白砂糖适量

**做法：**

①往砂锅中注入适量清水，用大火烧开，放入洗净的桑叶和菊花，搅拌开，用小火煮20分钟，至药材析出有效成分。

②加入白砂糖煮化调味，将煮好的茶水盛出装入杯中即可饮用。

**养生功效：**

桑叶性寒，具有疏散风热、平肝明目、清肺润燥的功效。

菊花可清热泻火，是清凉解暑的佳品。

## 陈皮半夏茶

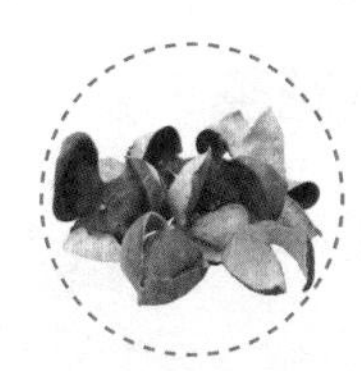
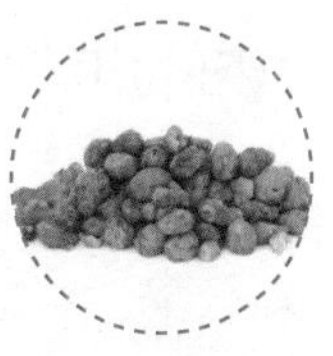

**材料：**陈皮4克，半夏5克

**做法：**

①往砂锅中注入适量清水，用大火烧开，倒入洗净的陈皮、半夏，用小火煮15分钟至其析出有效成分。

②把煮好的茶水盛出，装入杯中，待稍凉即可饮用。

**养生功效：**

陈皮有理气健脾、燥湿化痰的作用。

半夏具有镇咳祛痰、降逆止呕、抗溃疡、增强肝功能等功效。

# 润肺止咳

## 桑叶枇杷叶茶

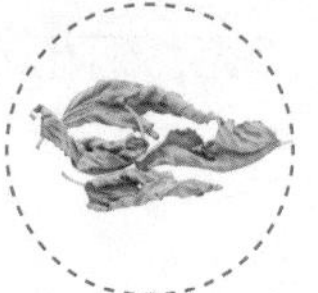
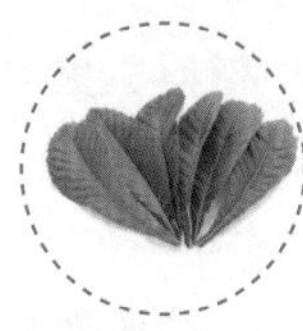

**材料：** 桑叶5克，枇杷叶6克，甜杏仁10克

**做法：**

①砂锅中注入适量清水烧开，倒入备好的枇杷叶、桑叶、甜杏仁，大火煮沸转小火煮20分钟，至药材析出有效成分。

②关火后将药材捞干净，装入碗中即可。

**养生功效：**

枇杷叶含有维生素C、酒石酸、齐墩果酸、鞣质等成分，具有润肺清痰、清热解毒、止咳止血等功效。

桑叶具有疏散风热、清肺润燥的作用。杏仁可以祛痰止咳、降肺火。

## 银杏叶川芎红花茶

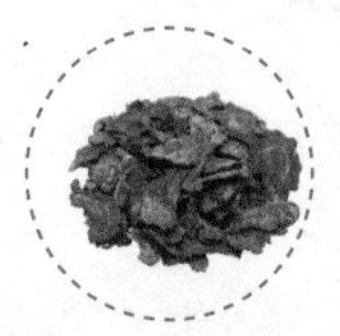
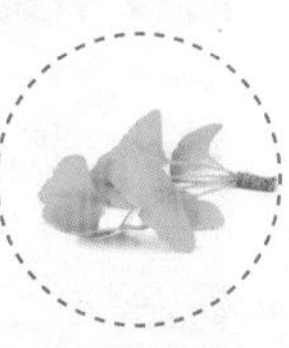

**材料：** 川芎7克，银杏叶6克，红花5克

**做法：**

①砂锅中注入清水烧开，放入备好的药材搅散，大火煮沸后再用小火煮约5分钟，至其析出有效成分。

②搅拌片刻，关火后盛出煮好的药茶，装入杯中，趁热饮用即可。

**养生功效：**

红花含有红花苷、棕榈酸、硬脂酸、花生酸等成分，有活血通经、祛瘀止痛、清热消炎等作用。

银杏叶则可以活血化瘀、化浊降脂，而川芎能活血行气、祛风止痛。

## 山楂菊花茶

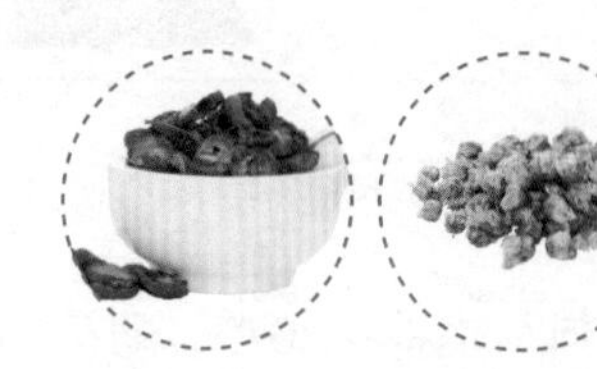

**材料：**干山楂15克，干菊花8克

**做法：**

①先将干山楂洗净，备用。

②砂锅中注入适量清水烧开，倒入洗净的干菊花，放入山楂，搅拌匀，小火煮约10分钟至食材析出营养物质。

③关火后盛出煮好的菊花茶饮用即可。

**养生功效：**

山楂中含有独特的酶类，能促进胃酸分泌，具有开胃、消食、降脂的作用。

菊花可清热泻火，是清凉解暑的佳品。

## 麦冬竹茹茶

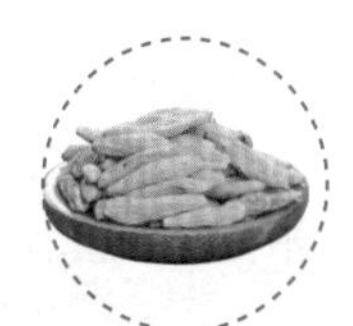

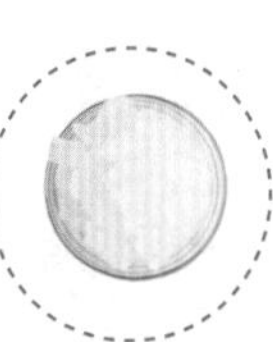

**材料：**麦冬20克，竹茹5克，冰糖15克

**做法：**

①砂锅中注入适量清水烧开，倒入备好的竹茹、麦冬，搅拌均匀，大火烧开后用小火煮约15分钟。

②揭盖，倒入冰糖，搅拌均匀，煮至冰糖溶化。关火后盛出煮好的茶水，装入碗中即可。

**养生功效：**

麦冬具有养心润肺、益胃生津、清热化痰等功效。

竹茹可清热止呕、涤痰开郁、解热除烦、养阴润肺。

## 喝出好心情

### 洛神菊花茶

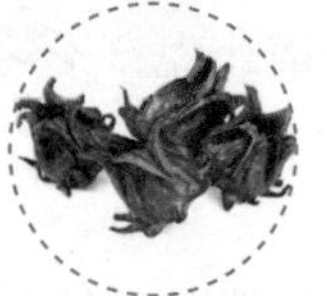
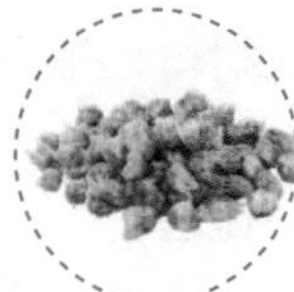

**材料：** 洛神花20克，菊花15克，红糖10克

**做法：**

①将洛神花、菊花放入盛水的碗中，清洗掉杂质，捞出备用。

②锅中加清水，放入洛神花和菊花，煮10分钟，至原料析出有效成分。

③然后放入红糖，搅拌煮至溶化。茶水煮好后倒入杯中即可。

**养生功效：**

洛神花具有保护肝脏、活血补血、消暑降火的功效。

菊花性微寒，具有降血压、明目提神等功效。

### 五花茶

**材料：** 菊花、木棉花、槐花各3克，金银花、鸡蛋花各2克，蜂蜜适量

**做法：**

①砂锅中注入适量清水，倒入备好的药材拌匀，用大火煮开后，关火闷20分钟至药材析出有效成分。

②揭盖，盛出药汤，滤入杯中，待稍微放凉后加入蜂蜜，拌匀后即可饮用。

**养生功效：**

本方包含多种花的品类，具有杀菌抑菌、利水消肿、清肝泻火、凉血止血、明目提神、清热解毒等功效。

## 鲜薄荷柠檬茶

**材料：**柠檬70克，热红茶适量，鲜薄荷叶、冰糖各少许

**做法：**

①将洗净的柠檬切薄片，待用。

②取一个瓷杯，注入备好的热红茶。放入柠檬片，加入少许冰糖，拌匀。最后点缀上几片薄荷叶，浸泡一会儿即可饮用。

**养生功效：**

柠檬味酸，含有丰富的柚皮苷、橙皮苷、柠檬酸等成分，具有生津开胃、化痰止咳的功效。

薄荷具有疏散风热、解毒透疹、清利头目等功效。

## 安神窈窕茶

**材料：**炙甘草15克，酸枣仁9克，菊花9克，西洋参6克，蜂蜜适量

**做法：**

①砂锅中注入适量清水烧热，倒入备好的药材，拌匀，烧开后用小火煮约30分钟，至药材析出有效成分。

②关火后盛出药茶，滤入杯中，调入蜂蜜，趁热饮用即可。

**养生功效：**

炙甘草性温，可以起到和中益气、健脾润肺的作用。

酸枣仁可以提升睡眠质量，缓解紧张焦虑、神经衰弱等不适症状。

菊花性微寒，具有降血压、明目提神等功效。

西洋参药性凉，具有补气养阴、清热生津的功效。

# 养生汤膳，**滋阴养颜、改善亚健康**

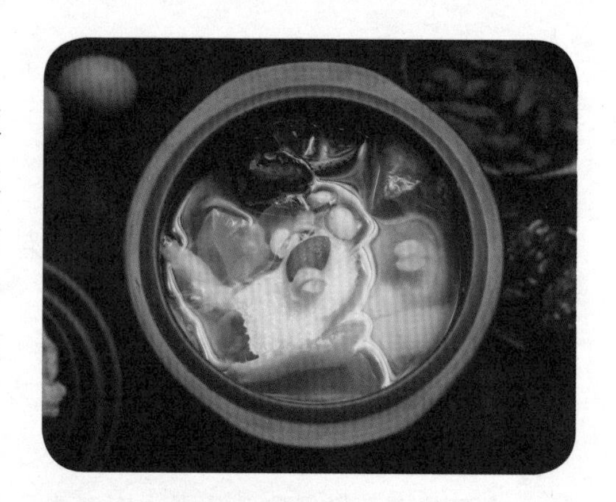

民以食为天，在日常生活中，女性的饮食调养十分重要。改善亚健康，饮食为上，药物次之，通过相宜的养生汤膳来补养人体所需的精气。这些汤汤水水喝好了能补不足，滋养体内阴津，达到护肤养肌、靓丽美容、养颜瘦身的功效，喝出好气色，美丽更持久。

## 益气生津

### 当归党参大枣鸡汤

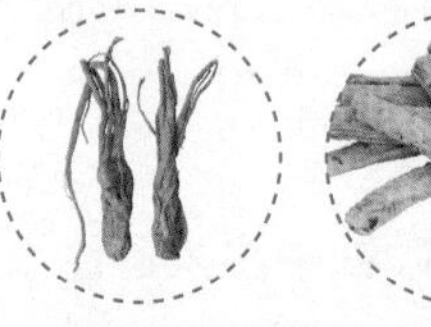

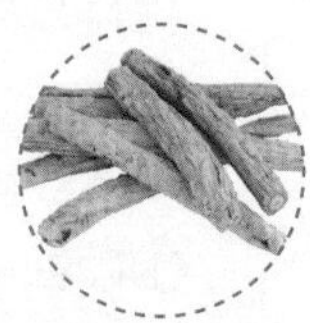

**材料：**当归党参大枣鸡汤 1 包（当归、党参、大枣、枸杞、牛膝、桃仁），土鸡 200 克，盐 2 克

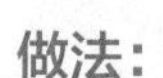

**做法：**

①大枣、党参、当归、桃仁、牛膝、枸杞清洗后放入水中泡发约10分钟。

②土鸡放沸水中氽去血渍，捞出沥干。

③砂锅中注水，放入土鸡、大枣、党参、当归、桃仁、牛膝，煮熟。

④加枸杞，拌匀，放盐，盛出即可。

**养生功效：**

当归具有补血和血、调经止痛、润燥滑肠的功效，为调经止痛的理血圣药。

党参有补中益气、健脾益肺、养血生津、增强机体免疫力的功效。

大枣具有补脾和胃、益气生津、养血安神、改善心肌营养的功效。

## 枸杞乌鸡汤

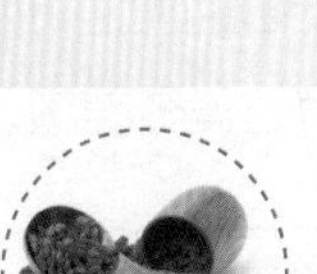
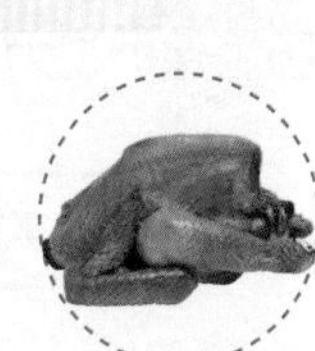

**材料：** 枸杞30克，山药（干）30克，乌鸡200克，生姜、盐各适量

**做法：**

①枸杞放入装水的碗中，浸泡10分钟。

②乌鸡放沸水中煮去杂质，捞出。

③砂锅中注水，加乌鸡小火煮1小时，放入山药、枸杞、生姜，煮半小时，加盐，搅匀，煮好的汤装碗即可。

**养生功效：**

山药含有蛋白质、糖类、维生素、脂肪、胆碱、淀粉酶等成分，能生津润燥，有滋养皮肤、毛发的作用。枸杞具有滋肾补肝、润肺止咳、养肝明目的功效。乌鸡含有丰富的蛋白质、维生素、铁、磷、钾、钠等营养元素，胆固醇和脂肪含量较低，具有滋阴补血、益肾补肝的作用。本品适合阴虚、气虚的人食用。

## 南瓜豌豆牛肉汤

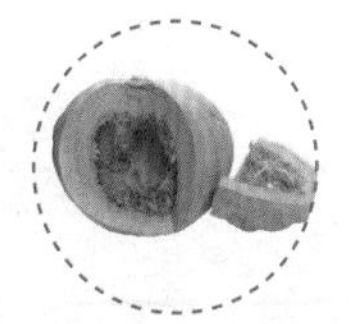
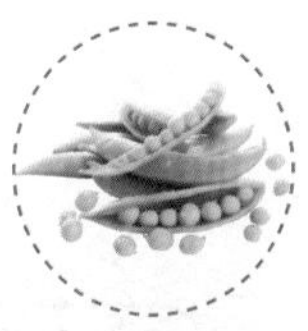

**材料：** 牛肉150克，南瓜180克，口蘑30克，豌豆70克，姜片、香叶、料酒各少许，盐2克，鸡粉2克

**做法：**

①口蘑洗净切块，南瓜洗净去皮切片，牛肉切成片。

②锅中注水烧开，放入豌豆、口蘑、南瓜，焯半分钟，捞出，再倒入牛肉，汆至转色，捞出。

③砂锅中注水烧热，放入姜片、香叶、料酒及其他食材，炖20分钟。

④放入鸡粉、盐，搅匀调味，关火后将煮好的汤盛出装入碗中即可。

**养生功效：**

南瓜味甘性温，能润肺祛燥、消除痈肿。

牛肉味甘性平，能补益气血、利尿利湿。

豌豆富含B族维生素、胡萝卜素、维生素C及无机盐等营养成分，具有通利大肠、保护视力、美容养颜、减肥瘦身的功效。

### 黄芪大枣鳝鱼汤

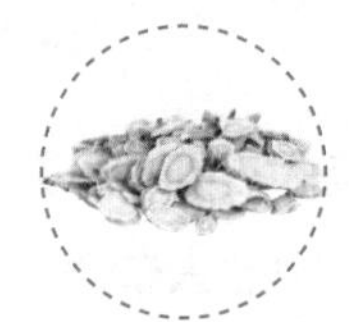
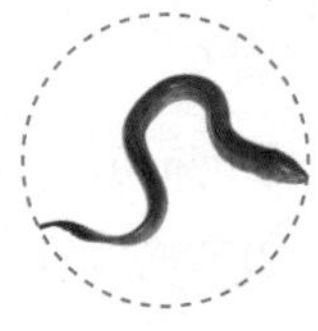

**材料：** 黄鳝250克，黄芪10克，陈皮3克，大枣3克，生姜5片，盐2克，鸡粉2克，料酒4毫升

**做法：**

①将黄鳝收拾洗净，切段，再用开水除去血水。

②把黄芪、陈皮、大枣（去核）洗净。

③将全部用料放入锅内，加清水适量，大火煮沸后，小火炖1小时左右，加入盐、鸡粉、料酒调味即可食用。

**养生功效：**

黄芪具有增强免疫力、托毒生肌、抗疲劳等作用。

鳝鱼具有降血糖、保护视力、消除水肿的作用。

大枣具有补脾和胃、益气生津、养血安神、改善心肌营养的功效。

## 调经补血

### 猪血韭菜豆腐汤

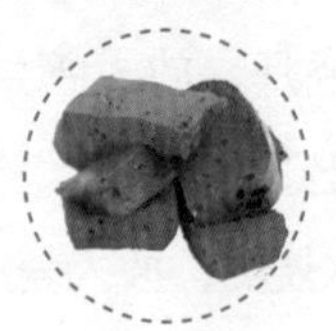
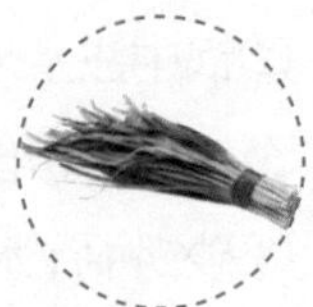

**材料：** 猪血150克，韭菜80克，豆腐150克，黄豆芽70克，盐2克，鸡粉2克，白胡椒粉2克，芝麻油5毫升

**做法：**

①将洗净的豆腐切块，处理好的猪血切块，洗好的韭菜、黄豆芽均切段。

②锅中加水，大火烧开，倒入豆腐块、猪血块，拌匀。

③大火再次煮沸，放入黄豆芽段、韭菜段，煮约3分钟至熟。

④加入盐、鸡粉、白胡椒粉、芝麻油，搅拌至入味即可。

**养生功效：**

韭菜性温、味辛，可以补肾壮阳、疏调肝气、改善消化功能、促进血液循环。手脚冰冷、下腹冷痛或月经迟来的女性可以多吃。

豆腐具有高蛋白、低脂肪的特点，还含有卵磷脂、铁、钙、磷、镁等营养成分，具有促进大脑发育、降血压、降血脂等功效。

猪血含有蛋白质、维生素$B_2$、维生素C、烟酸、铁、磷、钙等营养成分，具有解毒清肠、补血美容、增强免疫力等功效。

## 黄芪当归猪肝汤

**材料：**猪肝100克，党参15克，黄芪10克，当归10克，姜片少许，盐2克

**做法：**

①将洗净的猪肝切块，放沸水中汆煮片刻，捞出。

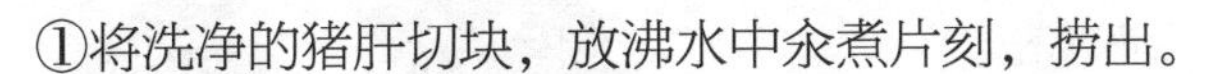

②砂锅中注水，倒入猪肝、姜片、党参、黄芪、当归，拌匀，煮至熟。

③加入盐，搅拌片刻至入味，盛出煮好的汤，装入碗中即可。

**养生功效：**

黄芪具有增强免疫力、托毒生肌、抗疲劳等作用。

当归具有补血和血、调经止痛、润燥滑肠的功效，为调经止痛的理血圣药。

猪肝具有补肝、明目、养血、增强免疫力等功效。

## 蜜枣银耳乳鸽汤

**材料：**乳鸽1只，蜜枣20克，干百合10克，干银耳30克，枸杞10克，盐少许

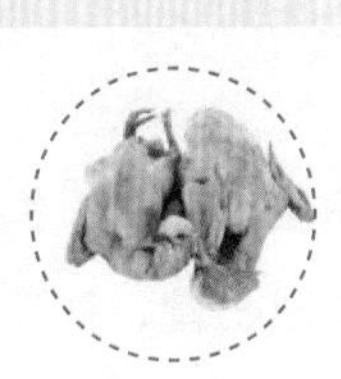

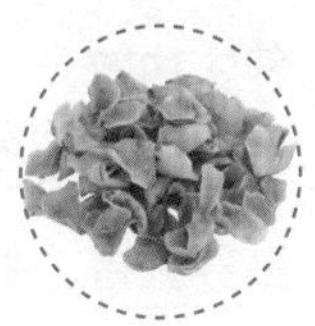

**做法：**

①乳鸽斩成块；银耳用清水泡发。

②锅中注入适量清水，放入乳鸽，大火烧开，煮3分钟，汆去血水，捞出。
③另起锅，注入清水，放入乳鸽，再放入蜜枣、干百合、水发银耳，大火烧开，盖上锅盖，煮2小时。
④揭盖，加入少许盐拌匀，撒入适量枸杞，煮5分钟即可。

**养生功效：**

乳鸽为“甜血动物”，具有改善皮肤细胞活力、增强皮肤弹性、改善血液循环、使人面色红润等功效。

银耳具有激活免疫细胞、提高机体免疫功能、降低血糖、抗衰老的作用。

百合味甘、性寒，作用平和，能补肺阴、清肺热，还有止咳祛痰、清心安神的功效。

## 萝卜牛肉汤

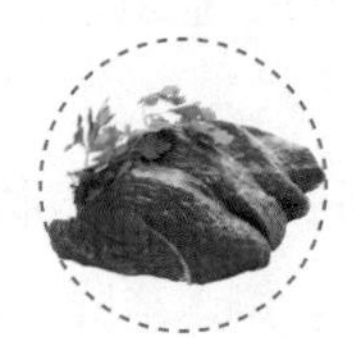
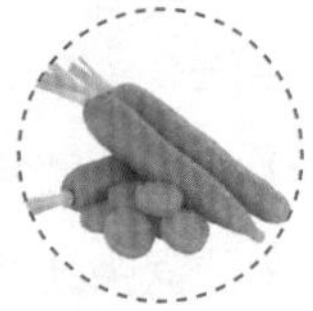

**材料：**牛肉150克，去皮胡萝卜100克，盐、鸡粉各1克，姜片、葱段各少许，胡椒粉2克

**做法：**

①洗净的胡萝卜切滚刀块，洗好的牛肉切块。
②锅中注水烧热，倒入切好的牛肉，汆煮至去除血水和脏污，捞出汆好的牛肉，沥水，装盘待用。
③另起锅注水烧开，倒入汆好的牛肉，放入姜片、葱段，搅匀，加盖，用大火煮开后转小火续煮1小时至熟软，
④揭盖，倒入切好的胡萝卜搅匀，续煮30分钟至胡萝卜熟软，加入盐、鸡粉、胡椒粉搅匀调味即可。

**养生功效：**

牛肉含有蛋白质、脂肪、糖类、钾、镁、钠、铁等营养成分，具有补中益气、滋养脾胃、强健筋骨、补铁补血、提高免疫力等功效。

胡萝卜富含维生素A，对视力有保护和改善的作用。

# 健脾养胃

## 冬瓜猴头菇薏米鸡汤

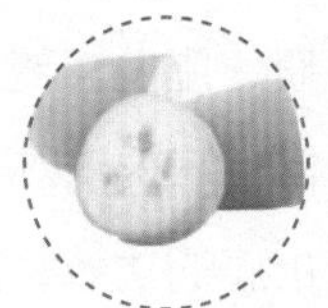
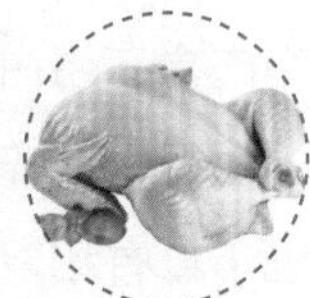

**材料：** 冬瓜300克，鸡肉200克，水发猴头菇30克，水发芡实15克，薏米10克，水发干贝少许，料酒少许，盐适量

**做法：**

①鸡肉洗净切块，冬瓜洗净切块。锅中注入清水烧开，倒入鸡肉块，搅散，汆去血水，捞出，过一遍冷水。

②锅中加水烧开，倒入猴头菇、干贝、芡实、薏米，加入冬瓜、鸡肉，搅拌片刻。

③淋入料酒，搅拌片刻，盖上盖，烧开后转中火煲煮3小时至食材熟透。

④揭盖，加入盐，搅拌均匀至食材入味，将煮好的鸡汤盛出，装碗，待稍微放凉即可食用。

**养生功效：**

冬瓜含有丰富的膳食纤维，具有促进胃肠蠕动、防治便秘，以及清热解暑、利尿、减肥的功效。

猴头菇入脾经、胃经，具有养胃消食、保护肝脏、安神助眠的作用。

薏米因含有多种维生素和矿物质，有促进新陈代谢和减少胃肠负担的作用。

鸡肉含有蛋白质、磷脂类及多种矿物质、维生素，具有增强免疫力、温中益气、健脾胃、活血脉、强筋骨等功效。

## 佛手鸭汤

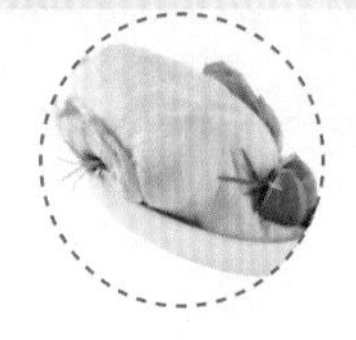
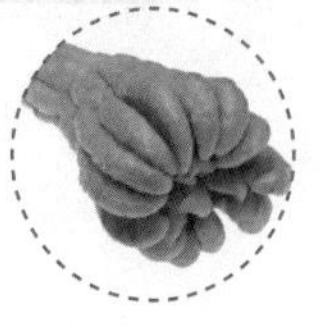

**材料：** 鸭肉块400克，佛手、枸杞、山楂干各10克，盐、鸡粉、料酒各少许

**做法：**

①鸭肉放沸水中汆煮片刻，捞出。

②砂锅中注水，倒入鸭肉、佛手、山楂干、枸杞、料酒，拌匀。盖上盖，煮2小时至食材熟透。

③揭盖，加入盐、鸡粉，拌匀，煮至食材入味，盛出煮好的汤料即可。

**养生功效：**

鸭肉含有蛋白质、脂肪、维生素$B_2$及钙、磷、镁、锌等成分，有清虚劳之热、补血行水、养胃生津、清热健脾的功效。

佛手具有和胃止痛的功效，能够改善食欲、增强肠胃的功能。

## 胡萝卜莲藕排骨汤

**材料：**胡萝卜80克，莲藕100克，排骨150克，盐2克，料酒8毫升

**做法：**

①胡萝卜去皮，切成滚刀块；莲藕去皮，切成滚刀块；排骨斩成段。

②锅中注入适量清水，倒入排骨，淋入料酒，汆水3分钟，捞出。

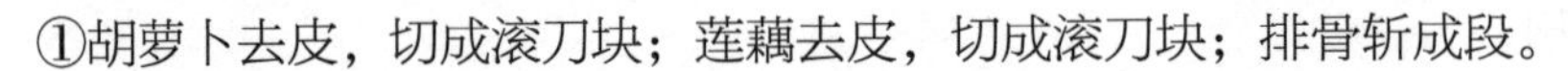

③另起锅，注入清水，放入汆好的排骨，再放入莲藕、胡萝卜，大火烧开，加盖，转小火，煲1~2小时。揭盖，放入盐，拌匀调味即可。

**养生功效：**

莲藕含有鞣质，有一定健脾止泻的作用，能增进食欲、促进消化、开胃健中。

胡萝卜中含有丰富的膳食纤维素，且入脾经，具有润肠通便、健脾化滞的功效，能够增强脾胃功能。

排骨含有钾、磷、钠、镁、胆固醇、蛋白质、脂肪、维生素$B_1$、维生素E及盐酸等营养成分，具有益气补血、滋阴壮阳、增强免疫力等功效。

## 瘦肉莲子汤

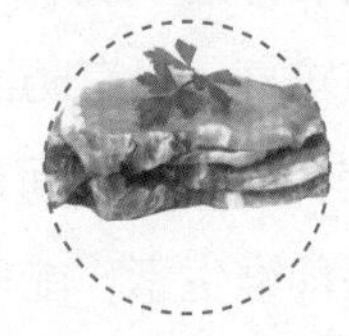
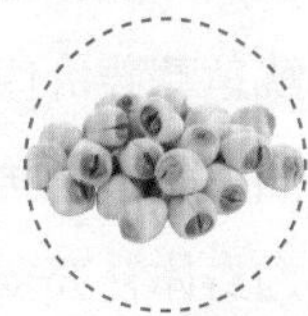

**材料：**猪瘦肉200克，莲子40克，胡萝卜50克，党参15克，盐少许，鸡粉2克，胡椒粉少许

**做法：**

①洗好的胡萝卜切成小块，洗净的猪瘦肉切片。

②砂锅中注入清水，加入莲子、党参、胡萝卜、瘦肉，拌匀，煮30分钟。

③揭开盖，放入少许盐、鸡粉、胡椒粉，搅拌均匀，至食材入味。关火后盛出煮好的汤料，装入碗中即可。

**养生功效：**

莲子含有蛋白质、糖类、脂肪酸、钙、磷、铁等多种营养物质，具有清心安神、滋补肝肾等作用，还能通过调理脏腑来改善睡眠质量。

# 减脂瘦身

## 时蔬海鲜汤

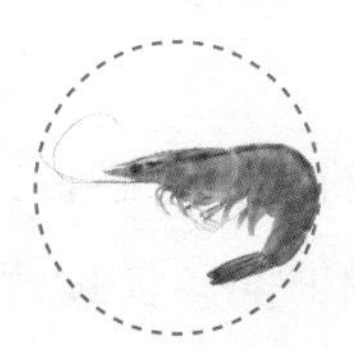
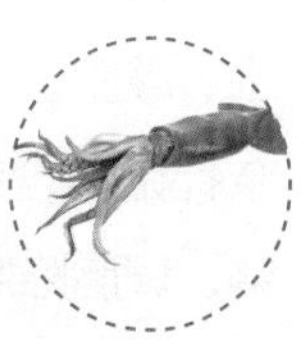

**材料：**基围虾60克，鱿鱼100克，草菇30克，圣女果60克，番茄1个，西芹30克，青柠檬半个，九层塔5克，盐适量，棕榈糖5克

**做法：**

①西芹斜刀切块；基围虾开背去虾肠，修剪虾须；处理好的鱿鱼筒切成圈；草菇切成片；圣女果对半切开；番茄切块；青柠檬取汁，备用。

②锅中加水，煮至沸腾，放入番茄、九层塔，煮5分钟。

③放入处理好的基围虾、鱿鱼，拌匀，煮3分钟。然后放入草菇，搅拌均匀，再放入西芹，搅拌均匀，煮5分钟。再将挤过柠檬汁的半颗青柠檬放入锅中；加入适量盐、棕榈糖，淋入挤好的柠檬汁拌匀，盛出即可。

**养生功效：**

基围虾能够调节神经系统、补充营养、延缓衰老、降脂降压。

鱿鱼营养价值较高，具有防治贫血、改善肝脏功能、抗病毒等功效。

西芹是减脂美食，圣女果可以降低热量的摄入，减少脂肪在体内的积累，同时为身体补充多种维生素，能瘦身、美颜。

## 金针菇冬瓜汤

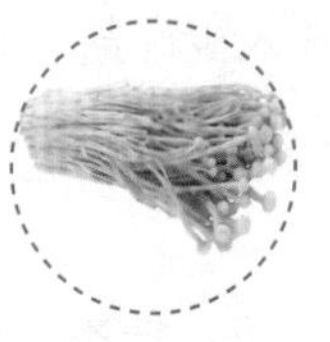
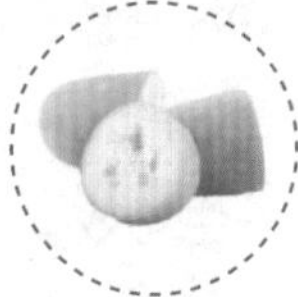

**材料：**金针菇80克，冬瓜块100克，姜片、葱花各少许，熟玉米粒适量，盐、鸡粉各3克，胡椒粉2克，食用油适量

**做法：**

①锅中注水烧开，加入食用油、盐、鸡粉，拌匀调味。

②放入洗净的冬瓜块、姜片，煮至熟。然后放入洗净的金针菇，煮至熟。

③打开锅盖，加入胡椒粉，煮至入味，盛出，撒上熟玉米粒、葱花即可。

**养生功效：**

冬瓜含有丰富的膳食纤维，可以促进胃肠蠕动，防治便秘，以及清热解暑、利水、减肥。

金针菇富含维生素和膳食纤维，性寒味甘，具有补肝益肾、宽肠胃、益智健脑、调脂降胆固醇、防疲劳等功效。

## 淡菜白萝卜豆腐汤

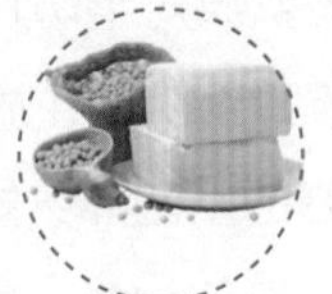
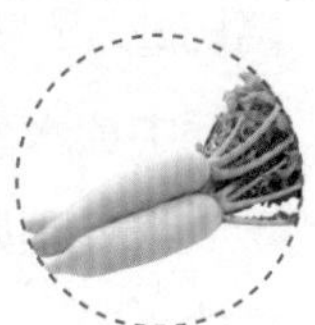

**材料：**豆腐200克，白萝卜180克，水发淡菜100克，香菜、枸杞、姜丝各少许，盐2克，鸡粉2克，料酒4毫升，食用油少许

**做法：**

①将洗净去皮的白萝卜切成块，洗净的豆腐切成小方块，洗净的香菜切成小段。

②砂锅中注水烧开，放入洗净的淡菜、白萝卜块、姜丝、料酒，煮约20分钟。

③放入洗净的枸杞、豆腐块，加入盐、鸡粉，再煮约5分钟。

④淋入食用油，续煮片刻，盛出装碗，撒上香菜段即成。

**养生功效：**

淡菜味甘、咸，性温，可入肝经和肾经，具有提高免疫力、产后滋补、调节血脂等功效。

豆腐具有高蛋白、低脂肪的特点，还含有卵磷脂、铁、钙、磷、镁等营养成分，具有促进大脑发育、降血压、降血脂等功效。

白萝卜有下气消食、利尿通便、除疾润肺等功效。

## 三文鱼笋菇汤

**材料：**三文鱼120克，鲜香菇40克，竹笋80克，胡萝卜60克，豆苗40克，盐2克

**做法：**

①将所有食材洗净，竹笋、胡萝卜去皮切片，三文鱼、鲜香菇切片。

②锅中加水烧开，倒入三文鱼、鲜蘑菇、竹笋、胡萝卜，煮15分钟，放入豆苗，再煮2分钟，最后加入盐调味即可。

**养生功效：**

三文鱼含丰富的蛋白质、糖类和多种维生素，具有消除水肿、维持钾钠平衡、保护心血管、美容养颜等功效。

鲜香菇可以防治肿瘤、抗血栓、保护肝脏。

竹笋是高纤维食物，可以清热消痰、润肠通便。

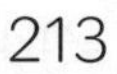

# 滋阴润燥

## 参竹老鸭汤

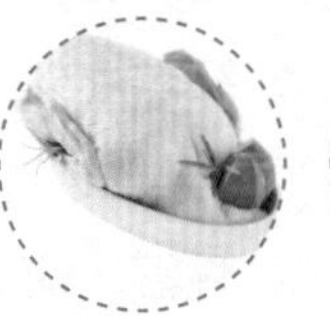
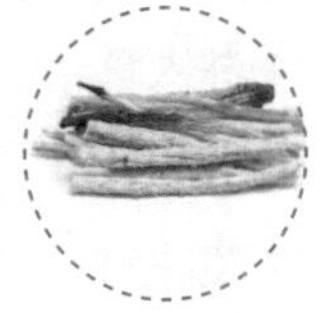

**材料：**鸭肉250克，沙参5克，玉竹10克，枸杞5克，盐少许

**做法：**

①将玉竹放入清水中，浸泡片刻；鸭肉斩成块。

②锅中注入适量清水，放入鸭肉块，大火烧开，氽3分钟，捞出。

③另起锅，注入清水，放入鸭肉块、玉竹、沙参，大火烧开，转小火煲2小时。

④揭盖，放入少许盐拌匀，撒入枸杞，续煮5分钟，盛出即可。

**养生功效：**

鸭肉含有蛋白质、脂肪、维生素$B_2$及钙、磷、镁、锌等成分，有清虚劳之热、补血行水、养胃生津、清热健脾的功效。

沙参具有滋阴清肺、养胃生津、除热的功效；玉竹含铃兰苦苷、胡萝卜素、淀粉和黏液质等营养成分，可以养阴润燥、润肠通便。

## 蛤蜊海带排骨汤

**材料：**排骨120克，蛤蜊100克，海带结30克，胡萝卜80克，盐、料酒各适量，姜片5克

**做法：**

①将蛤蜊泡入淡盐水中，吐尽泥沙，清洗干净；排骨斩成段；胡萝卜去皮，切滚刀块。

②锅中注入适量清水，倒入排骨，淋入料酒，氽水3分钟，捞出。

③另起锅，注入清水，放入姜片、排骨，再放入海带结、胡萝卜，大火烧开转小火，煲1小时。揭盖，放入蛤蜊、盐，煮至开口即可。

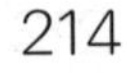

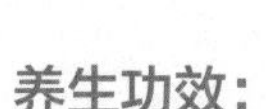

**养生功效：**

蛤蜊富含蛋白质、脂肪、糖类、矿物质、维生素、牛磺酸等多种营养物质，具有减肥瘦身、滋阴润燥、利尿消肿、降低血脂等作用。海带可以抗辐射、减肥排毒、促进钙吸收。

## 苹果雪梨银耳甜汤

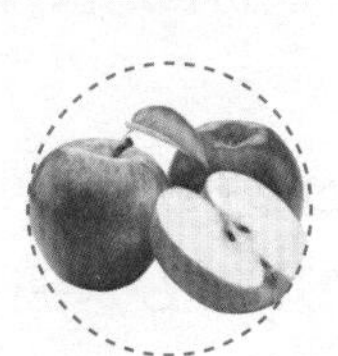

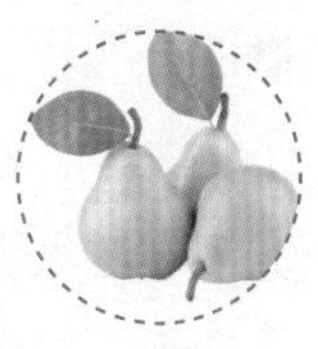

**材料：**苹果100克，雪梨70克，水发银耳65克，冰糖30克

**做法：**

①洗好的苹果、雪梨、银耳切成小块。

②砂锅中注入清水烧开，倒入银耳、雪梨、苹果，拌匀，烧开后用小火煮约10分钟至熟。

③揭开锅盖，倒入冰糖，煮至溶化，拌匀，盛出煮好的甜汤即可。

**养生功效：**

银耳具有激活免疫细胞、提高机体免疫功能、降低血糖、抗衰老的作用。

苹果可以生津止渴、美容养颜、润肠通便。

雪梨同样具有清热生津、润燥化痰、通便润肤的作用。

## 冰糖大枣雪梨汤

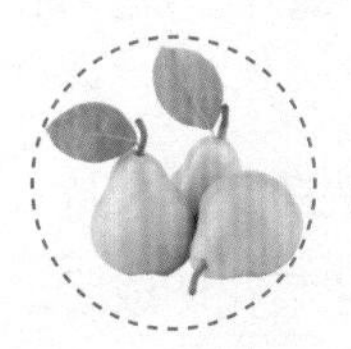

**材料：**雪梨1个，大枣10克，冰糖30克

**做法：**

①洗好的雪梨去皮去核，切小块。

②砂锅中注水烧开，倒入雪梨、大枣，拌匀。续煮20分钟至食材熟软。

③揭盖，加入冰糖，拌至溶化，稍煮片刻，盛出煮好的雪梨汤即可。

**养生功效：**

冰糖是甘蔗茎中的液汁制成白砂糖后再煎炼而成的冰块状结晶，具有补中和胃、润肺止咳的功效。

# 清肝明目

## 决明鸡肝苋菜汤

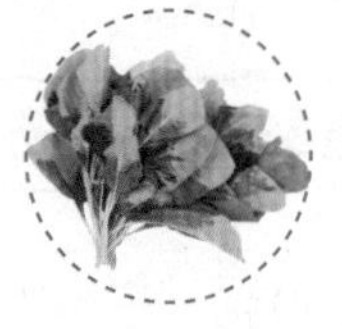
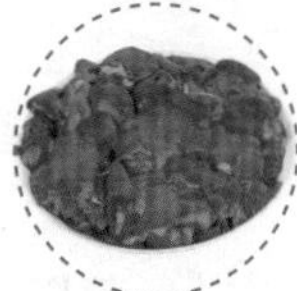

**材料：**苋菜200克，鸡肝50克，瘦肉50克，决明子10克，盐、鸡粉各2克，料酒适量

**做法：**

①将洗净、处理好的鸡肝切片；瘦肉洗净切块。

②锅中注水烧开，放入鸡肝、料酒，汆水捞出。

③砂锅中注水烧热，倒入决明子，煮30分钟至有效成分析出，捞出药材。倒入苋菜、鸡肝、瘦肉，煮一会儿，加入盐、鸡粉，搅匀，盛出即可。

**养生功效：**

决明子性寒、归脾、肝经，可起到解表清热、清肝明目、润肠通便的作用。鸡肝可以保护眼睛、清热解毒；苋菜可以清热解毒、通利大便、利尿除湿。

## 菊花蔬菜汤

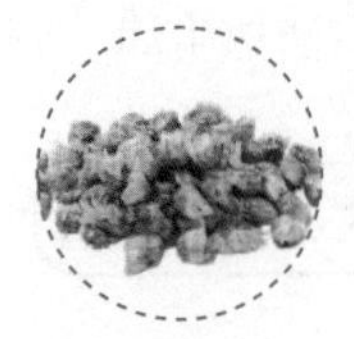
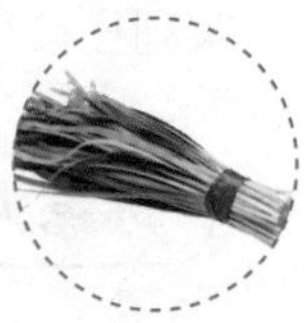

**材料：**猪瘦肉150克，干香菇15克，西葫芦50克，干菊花10克，韭菜花50克，红彩椒块20克，鸡骨高汤500毫升，盐少许

**做法：**

①将猪瘦肉洗净，切成片；西葫芦洗净，切成滚刀块；干香菇和干菊花分别用清水泡发；韭菜花切成段。

②提前熬好鸡骨高汤，放入猪瘦肉片、干香菇、干菊花、西葫芦，煮约30分钟。

③放入红彩椒片、韭菜花段，煮至断生，再调入少许盐，煮至入味即可。

**养生功效：**

菊花味甘苦，性微寒，归肺、肝经，具有降血压、明目、提神等功效。西葫芦味甘，性寒，有除烦止渴、润肺止咳、清热利尿、消肿散结的功效。

## 丝瓜虾皮猪肝汤

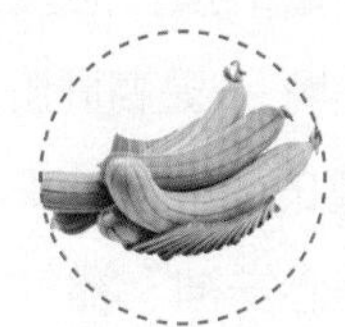
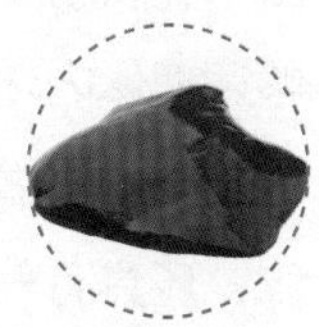

**材料：** 丝瓜90克，猪肝80克，虾皮10克，姜丝、葱花各少许，盐、鸡粉、食用油、水淀粉各适量

**做法：**

①将去皮洗净的丝瓜切成片，洗好的猪肝切成片。

②把猪肝片装碗，放入盐、鸡粉、水淀粉、食用油拌匀，腌渍10分钟。

③锅中注油烧热，爆香姜丝，放入虾皮，炒香，倒入适量清水，煮沸。

④倒入丝瓜，加入少许盐、鸡粉，拌匀后放入猪肝，用大火煮至沸腾，盛出装入碗中，撒上葱花即可。

**养生功效：**

丝瓜有清热解毒、凉血止血、疏通经络、美容养颜、调节月经紊乱、增强免疫力的作用。

虾皮中的蛋白质含量很高，矿物质数量、种类丰富，铁、钙、磷的含量也很丰富，有通乳、补钙、抗氧化、增强体质的功效。

猪肝可以补肝明目，能改善肝血不足导致的视物模糊不清、夜盲、眼干燥等症状，也可以治疗内外翳障等眼病。

## 虫草花桂圆煲瘦肉

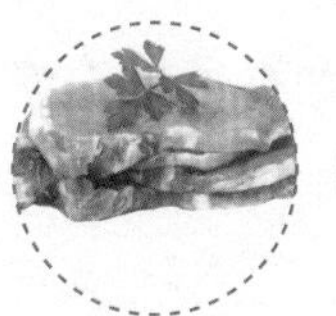
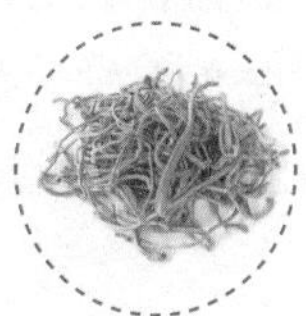

**材料：** 猪瘦肉150克，虫草花15克，山药20克，芡实10克，桂圆15克，盐3克

**做法：**

①将虫草花、桂圆、芡实、山药放入清水中，浸泡10分钟；猪瘦肉切大块。

②锅中注水，倒入猪瘦肉块，大火烧开，煮2分钟，氽去血水，捞出。

③另起锅，倒入清水，放入猪瘦肉块，倒入泡好的山药、芡实、桂圆、虫草花，大火烧开转小火煲2小时，加入盐拌匀，盛出即可。

**养生功效：**

虫草花含有丰富的蛋白质及虫草素、甘露醇等成分，其中的虫草酸和虫草素能够调理体内环境， 提高肝脏的抗病能力。

桂圆含有丰富的维生素、胶原蛋白，可增加皮肤的弹性，润泽肌肤，淡化皱纹，还具有养心安神、补气血的功效。

## 清热解毒

### 鲫鱼苦瓜汤

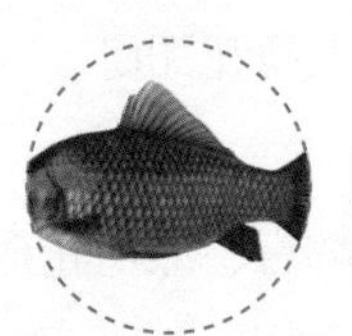
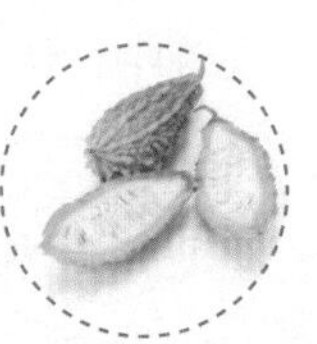

**材料：**鲫鱼1条，苦瓜150克，姜片少许，盐、鸡粉各2克，料酒、食用油各适量

**做法：**

①将洗净的苦瓜对半切开，去瓤，再切成片，待用。

②用油起锅，爆香姜片，放入鲫鱼，小火煎出焦香味，翻转鱼身，煎至两面断生，淋上料酒，注入适量清水，加入鸡粉、盐，放入苦瓜片。盖上锅盖，用大火煮约4分钟，至食材熟透，盛入碗中即可。

**养生功效：**

鲫鱼肉质细嫩，营养价值很高，含蛋白质、脂肪、维生素A、维生素$B_1$、维生素$B_2$、维生素$B_{12}$和烟酸、钙、磷、铁等成分，具有补虚催乳、补肝养目、健脑益智的功效。

苦瓜虽苦，却有“君子菜”的雅称，具有降低血糖、促进食欲、美容、清热解毒等功效。

### 金银花煲老鸭汤

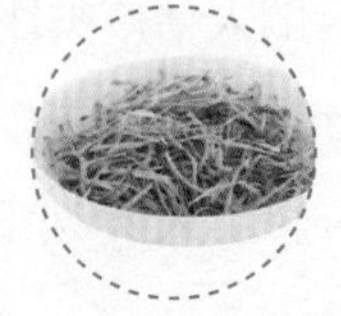
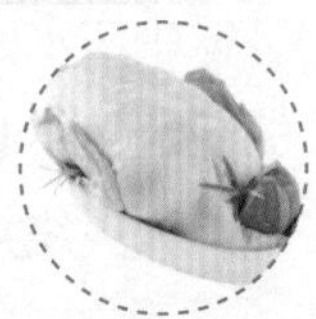

**材料：**干金银花10克，老鸭肉200克，无花果15克，姜片5克，枸杞5克，盐、料酒各适量

**做法：**

①把洗净的老鸭肉斩成块；金银花、无花果分别泡入清水片刻。

②锅中注入适量清水，放入鸭肉，淋入料酒，大火烧开，汆3分钟，捞出。

③另起锅，注入清水，放入鸭肉，倒入金银花、无花果、姜片、枸杞，大火烧开转小火，煲2小时。揭盖，加入盐拌匀，盛出即可。

**养生功效：**

鸭肉味甘、性寒，蛋白质含量很高，脂肪含量适中且分布较均匀，还含有钙、磷、铁、烟酸和维生素$B_1$、维生素$B_2$，具有清热虚劳、利水消肿、滋阴补虚等功效。金银花质轻甘寒，既能清热解毒，又能疏散风寒。二者同食，可以清热解毒。

## 苦瓜黄豆瘦肉汤

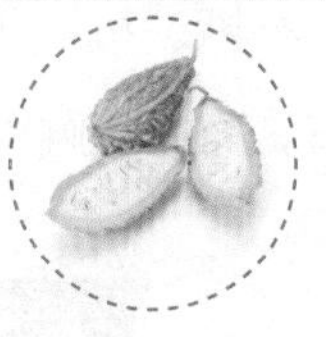

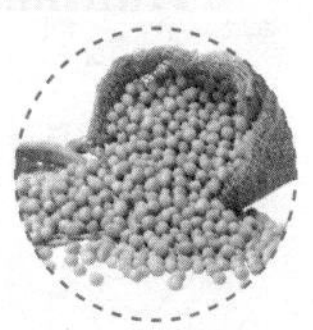

**材料：**鸡爪150克，苦瓜50克，瘦肉60克，水发黄豆150克，姜片少许，盐、鸡粉各适量

**做法：**

①洗净的苦瓜去瓜瓤，切块；洗好的瘦肉切小块；洗净的鸡爪对半切开。

②锅中注水烧开，放入瘦肉块、鸡爪汆煮，去除血渍后捞出沥干。

③砂锅中注水烧开，加入汆好的食材、黄豆、姜片、苦瓜，搅匀，煮熟，加入盐、鸡粉拌匀，煮至入味即可。

**养生功效：**

苦瓜虽苦，却有“君子菜”的雅称，具有降低血糖、促进食欲、美容、清热解毒等功效。

鸡爪含有丰富的钙质和胶原蛋白，可以保护血管，能有效地降低人体中的血脂和胆固醇。

黄豆中含有丰富的大豆低聚糖、植物蛋白、膳食纤维以及大豆卵磷脂，可以调节胃肠道功能、增强体质、抗氧化。

### 丝瓜虾皮汤

**材料：**丝瓜180克，虾皮50克，盐少许，芝麻油、食用油各适量

**做法：**

①洗净去皮的丝瓜切段，改切成片，待用。

②用油起锅，倒入丝瓜，炒匀，注入清水，煮约2分钟至沸腾。

③放入虾皮，加入盐，稍煮片刻至入味。关火后盛出煮好的汤，装入碗中，淋上芝麻油即可。

**养生功效：**

虾皮中的蛋白质含量很高，矿物质数量、种类丰富，铁、钙、磷的含量也很丰富，有通乳、补钙、抗氧化、增强体质的功效。

丝瓜性凉味甘，有清热解毒、凉血止血、调节月经紊乱、增强免疫力的功效。

## 祛除湿气

### 冬瓜薏米煲鸡汤

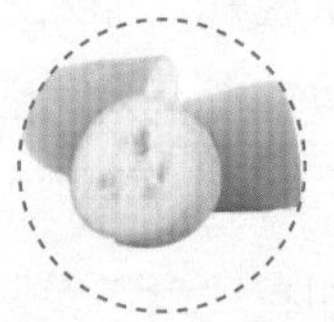

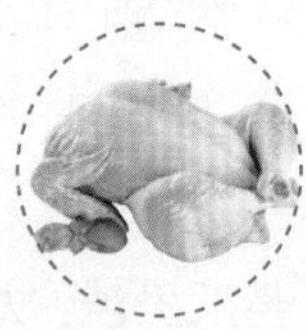

**材料：**土鸡块、冬瓜块各100克，丹参、薏米、大枣、生地、绿豆、白茅根、莲子各适量，盐少许

**做法：**

①将丹参、白茅根、生地放入隔渣袋，泡发10分钟；莲子、绿豆要泡发2小时。

②砂锅中注水，放入土鸡、冬瓜、薏米、大枣、绿豆、莲子、隔渣袋煮熟，取出隔渣袋，然后加入盐调味，盛出装碗即可。

**养生功效：**

薏米具有容易消化吸收的特点，可以利湿健脾、舒筋除痹、清热排脓。

冬瓜含有丰富的膳食纤维，可以润肠通便、降脂、利水消肿。白茅根性寒，可以清热利尿、凉血止血。本汤品含有多种清热药食材，脾胃虚寒者应少食。

## 土茯苓绿豆老鸭汤

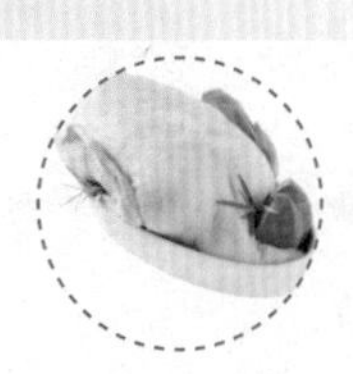
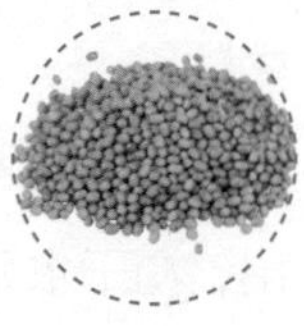

**材料：**老鸭肉200克，绿豆50克，土茯苓10克，料酒10毫升，盐少许

**做法：**

①将绿豆放入清水中浸泡；土茯苓切块；鸭肉斩成块。

②锅中注入适量清水，放入鸭肉，淋入料酒，大火烧开，氽3分钟，捞出。

③另起锅，注入清水，放入鸭肉、土茯苓、绿豆，大火烧开转小火煲3小时。揭盖，加入盐拌匀，盛出即可。

**养生功效：**

土茯苓能健脾胃、强筋骨、祛湿解毒。绿豆具有清热解暑、解毒、降脂等功效。鸭肉也可以滋阴补虚，是清热解毒的常用靓汤食材。

## 薏米豌豆汤

**材料：**薏米50克，大白菜100克，红彩椒20克，豌豆20克，盐少许

**做法：**

①薏米用温水泡发；大白菜切大片；红彩椒切成小块。

②锅中放入清水，放入泡发的薏米，煮30分钟。

③放入豌豆、红彩椒、大白菜，煮10分钟。调入少许盐，拌匀入味即可。

**养生功效：**

薏米味甘淡、性微寒，有利水消肿、健脾止泻、降血压、解热的功效。

豌豆富含B族维生素、胡萝卜素、维生素C及无机盐等营养成分，具有通利大肠、保护视力、美容养颜、减肥瘦身的功效。

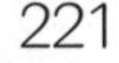

### 扁豆薏米排骨汤

**材料：**扁豆30克，薏米50克，排骨200克，料酒适量，盐少许

**做法：**

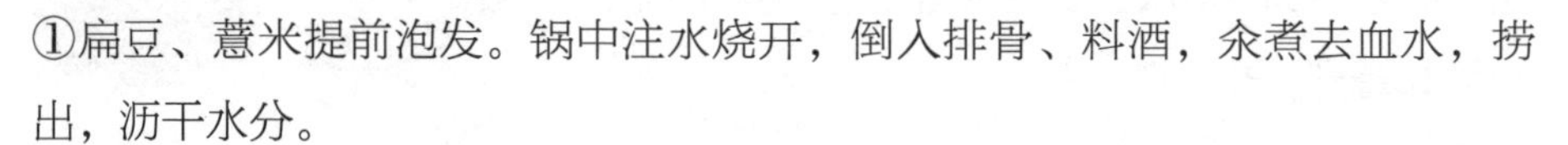

①扁豆、薏米提前泡发。锅中注水烧开，倒入排骨、料酒，汆煮去血水，捞出，沥干水分。

②砂锅中注水烧热，放入排骨、薏米、扁豆，大火烧开转小火煮1~2小时。

③加入盐，搅拌片刻，使食材入味，将汤盛出装入碗中即可。

**养生功效：**

扁豆中的蛋白质、糖类、钾离子含量较高，有助于调节细胞代谢，帮助排尿，还能消暑除湿、健脾止泻。

薏米味甘淡、性微寒，有利水消肿、健脾止泻、降血压、解热的功效。

## 消乏助眠

### 枸杞参须羊肉汤

**材料：**羊肉400克，参须15克，枸杞8克，姜片10克，料酒适量，盐少许

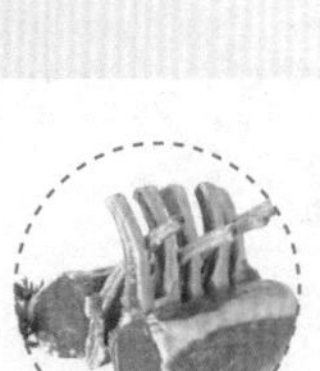

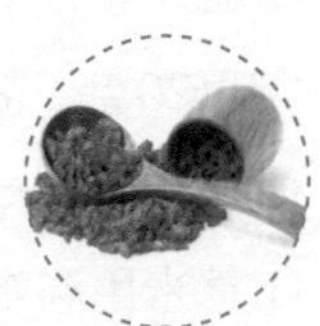

**做法：**

①枸杞用冷水泡发；参须用温水泡发；羊肉切成大块。

②锅中注入适量清水，放入切好的羊肉块，煮沸后续煮约3分钟，捞出。

③锅中注入适量的清水，放入备好的羊肉、参须，煮约1小时。

④放入枸杞、料酒、姜片，煮约30分钟，加入盐调味拌匀即可。

**养生功效：**

羊肉富含蛋白质，性质温热，含有多种营养物质，温补效果较为显著，可以补

气补肾，有效抗疲劳。

参须能益气生津止渴、大补元气，不仅能抗疲劳，还可安定神经。二者同食，不仅可以强健体魄，还能增强抵抗力。

## 酸枣仁蔬菜鱼汤

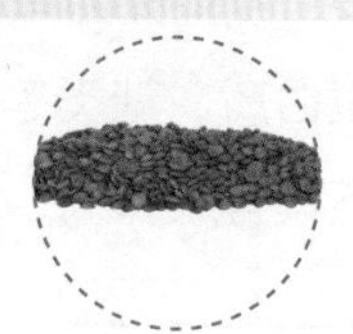
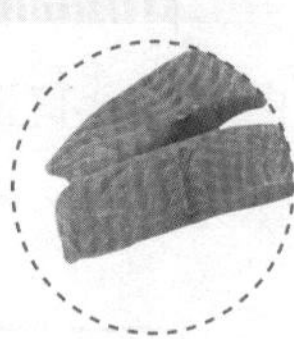

**材料：**酸枣仁10克，三文鱼50克，西蓝花40克，金针菇30克，香菇40克，水发木耳、水发银耳各50克，莲子20克，葱花、盐各少许

**做法：**

①三文鱼切厚片，西蓝花撕成小朵，金针菇去根；香菇打上十字花刀；水发木耳、水发银耳撕成小朵；莲子、酸枣仁分别泡入水中。

②锅中注入清水烧开，放入酸枣仁，大火烧开转小火煮20分钟。

③揭盖，放入水发银耳、水发木耳、莲子、香菇、金针菇，加盖，煮15分钟。放入西蓝花、三文鱼，煮5分钟，加入盐拌匀，盛出，撒上葱花即可。

**养生功效：**

酸枣仁具有养心益肝、宁心安神、敛汗生津的作用，还可以提升睡眠质量，缓解紧张焦虑、抑郁、神经衰弱等不适症状。

三文鱼含丰富的蛋白质、糖类和多种维生素、磷酸盐、钙质，可以消除水肿、维持钾钠平衡，具有保护心血管、美容养颜等功效。

## 白果黄豆汤

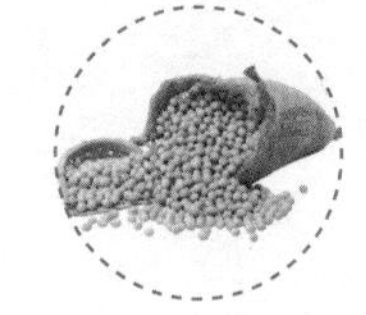
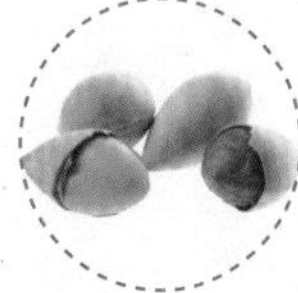

**材料：**黄豆80克，豇豆100克，罐头白果40克，胡萝卜60克，盐少许

**做法：**

①黄豆提前泡发；豇豆切小段；胡萝卜去皮，切粒。

②锅中注入清水煮沸，放入泡发过的黄豆，转小火煮15分钟。

③放入豇豆、胡萝卜、白果煮10分钟，揭盖，放入盐调味，盛出即可。

**养生功效：**

黄豆含有丰富的大豆低聚糖、植物蛋白、膳食纤维以及大豆卵磷脂，具有健脾养胃、增强机体的免疫力、帮助调节内分泌、抗氧化、延缓衰老的作用。

豇豆性平，具有健脾利湿、补中益气的功效，可缓解脾胃虚弱引起的面色萎黄、胃痛喜按、疲倦无力等症状。

白果中含有蛋白质、糖类等多种营养元素，不仅可以促进抗体的生成，提高机体免疫力，还具有敛肺气、定喘的功效。

## 南瓜花生大枣汤

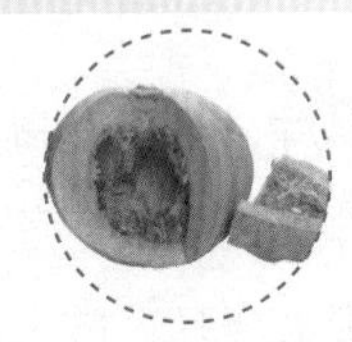

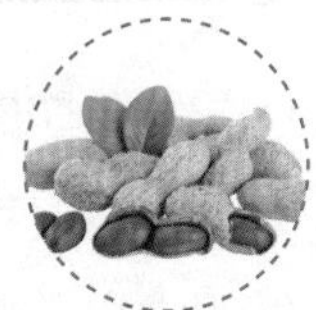

**材料：**南瓜片200克，花生米20克，大枣6颗，枸杞10克，蜂蜜15克

**做法：**

①砂锅中注水，放入花生米、大枣，煮熟。

②加入南瓜、枸杞拌匀，大火烧开转中小火续煮15分钟。

③倒入蜂蜜拌匀，盛出煮好的汤，装入碗中即可。

**养生功效：**

南瓜中含有的果胶可以调节胃内食物的吸收速率，使糖类吸收减慢，可以控制血糖、降胆固醇、保护视力。

蜂蜜可以润肠通便、镇静安眠。